U0748477

应用新解 医学三字经

范颖 主编

辽宁科学技术出版社

沈阳

主 编 范 颖
副主编 张 林 李 然
编 委 张红梅 陈 金 卢 健 于彩娜

图书在版编目（CIP）数据

医学三字经应用新解／范颖主编. —沈阳：辽宁科学技术出版社，2012.1
ISBN 978-7-5381-7208-9

Ⅰ.①医… Ⅱ.①范… Ⅲ.①中医学：临床医学 ②医学三字经—注释 ③医学三字经—译文 Ⅳ.①R24

中国版本图书馆 CIP 数据核字（2011）第 221146 号

出版发行：辽宁科学技术出版社
　　　　（地址：沈阳市和平区十一纬路 29 号　邮编：110003）
印 刷 者：辽宁彩色图文印刷有限公司
经 销 者：各地新华书店
幅面尺寸：145mm × 210mm
印　　张：6.25
字　　数：100 千字
印　　数：1~4000
出版时间：2012 年 1 月第 1 版
印刷时间：2012 年 1 月第 1 次印刷
责任编辑：寿亚荷
封面设计：翰鼎文化／达达
版式设计：袁　舒
责任校对：周　文

书　　号：ISBN 978-7-5381-7208-9
定　　价：20.00 元

联系电话：024-23284370
邮购热线：024-23284502
E-mail：dlgzs@mail.lnpgc.com.cn
http：//www.lnkj.com.cn
本书网址：www.lnkj.cn/uri.sh/7208

前　言

　　《医学三字经》是清代著名医家陈修园所著医学启蒙之作。原著遵从《黄帝内经》、《伤寒论》和《金匮要略》之医理，博采众长，结合作者的临症经验，对内科 21 类病证和妇科杂病以及儿科疾病的病因病机和治疗法则进行阐述，并详细记载了治疗上述疾病的常用方剂。因此，该书是中医学初学者必读经典，正如巫祯来所说："由此入门习医，可以不入歧途。"又可适合临床医生时时研习，以提高理论和实践水平。巫祯来曾作诗赞誉该书："医学启蒙三字经，清源正本圣心明。升堂捷径修园指，理法得来可顺行。"

　　原书以歌诀体裁编写，三字为一句，语言简明，比喻生动，易于诵记，便于应用，并附以注释，有助于理解。然而，由于原著写作形式的限制，其所述内容也受到部分局限；原书中的注文过于简洁，一些文词艰涩难懂；当前正处于现代医学迅猛发展和多学科交叉的时代，中医学对疾病的诊断和治疗更加规范化，书中记载的方剂不仅有临床病例的应用体会研究，也有其药理学的研究成果。有感于此，并鉴于该书在中医学学习和临床实践中的地位，我们编写了《医学三字经应用新解》。

　　本书依然沿用《医学三字经》中的病名，分为 23 类疾病叙述。在每类疾病中列出三字经的原文，并加以阐释。针对每类疾病所对应的现代中医学病证，描述了其诊断依据、相关实验室检查、病证分类、常用治疗法则和预防方法。同时在每类疾病后均有关于常用治疗方剂的组成、用法、功效、主治、临床应用、用药禁忌和药理研究的总结。此外，还附有典型的治疗病例介绍。

　　通过本书的编写，以期为中医学的爱好者、初学者、院校学生和临床工作者提供连通理论和临床实践的桥梁，使之成为启迪中医临床诊疗思路、提高临床疗效和理论水平的学习资料。虽然我们的编写宗旨尽在于此，但限于编者的学识水平，不妥之处，望同道不吝指正。

编著者

2011 年 1 月

目 录

卷 一

中 风

一、原文

人百病　首中风　骤然得　八方通　闭与脱　大不同　开邪闭
续命雄　固气脱　参附功　顾其名　思其义　若舍风　非其治　火气
痰　三子备　不为中　名为类　合而言　小家伎　暗痱斜　昏仆地
急救先　柔润次　填窍方　宗金匮

二、阐释

风为百病之长，多侵袭机体而为病。中是指自外而入于内。非外
来之风，则不可名为中，而名为类中风。中风病多见猝然昏倒，不省
人事，中脏腑多侵袭四肢，中经络则口眼㖞斜，中血脉则半身不遂。
中风还有闭证与脱证之分，治法迥异，应仔细辨别。中风闭证宜用小
续命汤，中风脱证宜用参附汤。金元时期著名医家刘河间、李东垣、
朱丹溪对此病各有发挥。刘氏认为本病是五志过极，动火而卒中，皆
因热甚，主乎火，用防风通圣散之类治疗。李氏则认为是元气不足而
邪凑之，令人卒倒如风状，主乎气虚，用补中益气汤加减治之。朱氏
指出以东南气温多湿，有病风者，非风也；由湿生痰，痰生热，热生
风，故主湿，治以二陈汤加苍术、白术、竹沥、姜汁之类。此三为医
家所论中风，重点是言其因。有因气、因湿、因火，挟风而作，何尝
有真中、类中之分。喻嘉言认为柔润息风则为治中风之秘法，宜用加
味六君子汤、资寿解语汤治疗甚妙。《内经》认为此病乃为"邪害空
窍"所致。《金匮要略》中的侯氏黑散、风引汤驱风之中，兼具填空
窍之用。因为空窍满则内而旧邪不能容，外而新风不能侵入。此外，
《机要方》中的三化汤、愈风汤、大秦艽汤亦可治疗。

三、概说

中风是以猝然昏仆不省人事，伴口眼㖞斜、半身不遂、语言不利
或不经昏仆而仅以㖞僻不遂为主症的一种疾病。中风又名卒中，相当
于西医学脑血管病。这是一类发病急骤，证候复杂，病情危笃的病

变，常可迅速致人残废，甚至危及生命。它是中老年忧虑的一种常见病，李东垣指出："人之百病莫大于中风。"（《脾胃论》）故被传统地列为"风痨鼓膈"四大难证之首。

（一）诊断依据

1. 多急性起病，好发于 40 岁以上年龄。

2. 发病之前多有头晕、头痛、肢体一侧麻木等先兆症状。

3. 常有眩晕、头痛、心悸等病史，病发多有情志失调，饮食不当或劳累等诱因。

中风发病前多数有先兆，但也可无典型先兆症状。此外急性发作阶段常有一些兼症，如剧烈头痛、呕吐、口噤、项强等。头痛、呕吐、项强是中医治疗的难点，后遗症是西医治疗的难点，因而中西医结合治疗较为理想。

（二）中风的分类

中风病一般分为中经络、中脏腑两类。中经络是指病位浅，病情轻，无神昏表现；中脏腑是指病位深，病情重，有神昏表现。

（三）相关检查

中风与西医急性脑血管病相近，临床可作脑脊液、眼底及 CT、磁共振（MRI）等检查。在起病后 1 周 CT 能正确诊断大脑或涉及半球内直径在 1cm 或更大的血肿。对于脑干内小的血肿或血块已变为和脑组织等密度时，MRI 的诊断比 CT 可靠。

（四）中风的治疗

急性期以标实症状为主，宜急则治其标，故治疗当以祛邪为主，宜用平肝潜阳、豁痰息风、清化痰热、化痰通腑、活血通络、醒神开窍等治法。恢复期及后遗症期，其证多为虚实夹杂，邪实未清而正虚已现，治宜扶正祛邪，常用育阴息风、益气活血等法。至于中风闭证宜以驱邪开窍醒神法治疗，常用方剂为小续命汤、防风通圣散、侯氏黑散、风引汤等。而中风脱证则需扶正固脱、救阴回阳法治之，常用方剂为参附汤等。

（五）中风的预防

防治中风病的关键在于慎起居、节饮食、远房帏、调情志。也就是说生活要有规律，劳逸要适度，合理地进行体育锻炼，避免过食肥甘厚味、烟酒及辛辣刺激食品。适当地节制性生活，同时要经常保持心情舒畅，稳定情绪，避免七情伤害，才能有效预防中风病的发生。

四、常用方剂

小续命汤《备急千金要方》

【组成】麻黄　人参　黄芩　川芎　白芍　炙甘草　杏仁　防己　桂枝　防风各一钱（各3g）　附子炮，五分（1.5g）

【用法】加生姜3片，水2杯半，先煎麻黄至2杯，入诸药，煎八分服（现代用法：加生姜3片，水煎煮）。

【功效】辛温发汗，扶正祛风。

【主治】正气内虚，风邪外袭之中风。中风卒起，不省人事，神气溃乱，半身不遂，筋急拘挛，口眼㖞斜，语言謇涩，牙关紧闭，厥冷；卒中风欲死，身体缓急，口目不正，舌强不能语，奄奄忽忽，神情闷乱；中风不省人事，涎鸣，反张，失音，厥冷；八风五痹，痿厥；产后中风。

【临床应用】用于中风急性期，证属正气内虚，风邪外袭。由于本方药性偏于温热，故常配伍活血化瘀类方剂如桃红四物汤而成温通之剂，用于脑梗死急性期的治疗。

【用药禁忌】服药期间忌食辛辣油腻之品。本方决非中风偏枯症之通用方剂，如肝风内动或热极生风，症见脉急实大数或沉而滑，有阳盛或阴虚征象者（高血压、脑出血类），当禁用。

【药理研究】小续命汤对缺血性脑血管病危险因素有一定的影响。具有显著的降脂作用和抗动脉粥样硬化的作用。

《古今录验》续命汤《金匮要略》

【组成】麻黄　桂枝　当归　人参　石膏　干姜　甘草各三钱（各9g）　川芎一钱五分（4.5g）　杏仁十三枚又一枚取三分之一（10g）

【用法】水3杯，煎1杯，温服。当小汗，薄覆脊凭几，汗出则愈。不汗更服，无所禁，勿当风（现代用法：水煎煮）。

【功效】扶正祛邪，清热疏风。

【主治】中风风痹。身体不能自收持，口不言，昏迷不知痛处。

或拘急不能转侧。并治但伏不得卧，咳逆上气，面目水肿。

【临床应用】用于中风急性期，证属正气内虚，风邪外袭，脉络闭阻。本方原为治疗风痱而设。古人将中风分为4类，包括风痱、风懿、风痹和偏枯，其病因病机多相类似，故现代将本方用于脑梗死急性期的治疗。

【用药禁忌】服药期间忌食辛辣油腻之品。本方决非中风之通用方剂，如肝风内动或热极生风，症见脉急实大数或沉而滑，有阳盛或阴虚征象者（高血压、脑出血类），当禁用。

【药理研究】《古今录验》续命汤具有减轻脑水肿、改善脑血循环、抗凝、降脂、调整血压、改善脑细胞代谢等多种作用。

三化汤 《素问病机气宜保命集》

【组成】大黄　羌活　枳壳各三钱（各9g）

【用法】水2杯，煎八分服（现代用法：水煎煮）。

【功效】通腑泄热，降浊升清。

【主治】热风中脏。眩晕，偏身麻木，口眼㖞斜，甚或突然昏仆，不省人事，半身不遂，言语謇涩，大便不通。

【临床应用】多用于中风急性期，证属风火相煽，脉络闭阻。脑梗死和脑出血的急性期均可用之。若痰热腑实或肝阳上亢者，方中可加豨莶草、青风藤、忍冬藤等平凉之品，取其疏通经络之性，又不致引动火热上升；气虚血瘀者，可用桂枝、细辛等温通之品，保持脉络畅通。

【用药禁忌】由于全方用药为攻邪之品，故不可久服。尤其中风多发生于年老体虚之人，需注意中病即止。

【药理研究】三化汤治疗脑梗死急性期，通过改善新陈代谢、排除毒素、增加胃肠蠕动、调节自主神经功能紊乱、降低机体应激状态、降低颅内压、减轻脑水肿、改善脑循环而发挥作用。应用本方可以避免或减少甘露醇的应用，远期疗效好，对患者的后期康复非常有利。

稀涎散 《太平惠民和剂局方》

【组成】巴豆六枚，每枚分作两片 (3g)　　牙皂三钱，切 (9g)　　明矾一两 (30g)

【用法】先将矾化开，放入巴豆、牙皂搅匀，待矾枯为末，每用三分吹喉中。痰盛者灯心汤下五分，在喉即吐，在膈即下（现代用法：共为细末，每服 1.5~4.5g，温开水送下）。

【功效】催吐通便。

【主治】中风口噤。痰涎壅盛，喉中痰声辘辘，气闭不通，心神憋闷，四肢不收，或口眼㖞斜，脉滑实。并治单蛾、双蛾。

【临床应用】用于中风闭证初起，痰涎壅盛，阻塞气机，或喉痹妨碍呼吸者。若中风痰涎在喉，可加藜芦涌吐痰涎；痰涎壅盛，可加半夏化痰散结。

【用药禁忌】由于本方属于涌吐泻下攻伐之剂，只用于实证，若中风脱证，或阴竭阳越，戴阳痰壅者禁用。本方用量宜轻，以痰出适量，或大便通畅为度，不可令大吐大泻，否则使气机有升无降，或只降不升，加重窍闭。

参附汤 《妇人大全良方》

【组成】人参一两 (30g)　　附子五钱 (15g)

【用法】水二杯半，煎八分服（现代用法：水煎煮，徐徐温服。附子久煎）。

【功效】益气，回阳，固脱。

【主治】阳气暴脱证。四肢厥逆，冷汗淋漓，呼吸微弱，脉微欲绝。

【临床应用】用于治疗中风脱证，属于中风急救之剂。若方中人参换为白术，则名术附汤，治疗中风脱证之脾气脱；若方中人参换为黄芪，则名芪附汤，治疗中风脱证之卫气脱；若方中人参换为当归，则名归附汤，治疗中风脱证之营气脱。

【用药禁忌】因本方是治疗中风脱证之急救方剂，为了增强疗效，方中人参不宜用党参代替。病情危重者，应加大人参和附子的用量，连续服用。昏迷病人无法口服者，可鼻饲或使用注射剂。

【药理研究】参附汤能使家兔的血细胞压积、全血及血浆比黏度降低，红细胞电泳速度加快，红细胞聚集率降低；并使血浆总胆固醇、甘油三酯、血浆纤维蛋白原含量降低。参附注射液还能明显对抗 ADP（二磷酸腺苷）诱导的血小板聚集，该作用起效快，持续时间长，但作用较弱。

三生饮 《太平惠民和剂局方》

【组成】生乌头二钱（6g） 生南星二钱（6g） 生附子三钱（9g）木香五分（1.5g） 生姜五片（3g）

【用法】水 2 杯，煎七分，或用人参一两（30g），煎汤半杯调服（现代用法：水煎服。生乌头、生附子应久煎）。

【功效】温里散寒，理气祛痰。

【主治】寒痰壅盛之中风。卒中，昏不知人，口眼㖞斜，半身不遂，咽喉作声，六脉沉伏，或指下浮盛。

【临床应用】用于急性中风，证属寒痰壅盛。本方性偏温燥，可酌加桃仁、红花、川芎等活血化瘀之品，用于脑梗死急性期的治疗。

【用药禁忌】由于方中含有有毒中药生乌头、生附子和生南星，使用不当可能发生严重的中毒反应，故使用本方时剂量应适当减小，煎煮时间宜长，用炮制后的乌头、附子和南星更适宜。

【药理研究】三生饮通过显著增加脑血流量、股动脉血流量、动脉收缩压，显著降低舒张压及颈动静脉氧分压差，起到抗急性脑缺血作用。同时本方还能保护脑缺血后神经细胞，延长了细胞凋亡的时程。

防风通圣散 《宣明论方》

【组成】防风 荆芥 连翘 麻黄 薄荷 川芎 当归 白芍白术 栀子 大黄 芒硝各五分（各1.5g） 黄芩 石膏 桔梗各一钱（各3g） 甘草二钱（6g） 滑石三钱（9g）

【用法】水 2 杯，加生姜 3 片，煎八分服（现代用法：水煎服）。

【功效】疏风解表，清热泻下。

【主治】热风卒中。头目昏眩，甚则突然昏倒，不省人事，四肢不利，或语言謇涩，大便干结，小便赤涩，舌苔黄腻，脉数有力。

【临床应用】用于中风证属外感风邪，内有蕴热。若自利，去芒硝、大黄；自汗，去麻黄，加桂枝；咳嗽有痰涎，加半夏、五味子。

【用药禁忌】本方汗、下之力较峻猛，体虚之人或年老之人慎用。

【药理研究】防风通圣散可显著降低用蛋黄乳液造成的小鼠血清胆固醇，对肝脏胆固醇无影响，推测本方可能主要是抑制了外源性胆固醇的吸收。本方对兔体外血栓形成有明显抑制作用，有益于肥胖症时降低血黏度，因此可用于对高脂血症患者血栓性疾病的防治。本方还能减慢心率，降低心收缩力，降低血压，其降压效应的原理可能是该方能兴奋心脏血管 M-胆碱受体的作用。

地黄饮子 《宣明论方》

【组成】熟地　远志　山茱萸　巴戟天　石斛　石菖蒲　五味子　肉苁蓉洗　肉桂　麦冬　附子　茯苓各三钱 (9g)

【用法】加薄荷叶 7 叶，水 2 杯，煎八分服。此方法在轻煎，不令诸药之味尽出。其性浓重，以镇诸逆；其气味轻清，速走诸窍也（现代用法：水煎服）。

【功效】滋肾阴，补肾阳，开窍化痰。

【主治】下元虚衰，痰浊上泛之喑痱证。舌强不能言，足废不能用，口干不欲饮，足冷面赤，脉沉细弱。

【临床应用】用于下元衰惫，阴阳两虚，痰浊上泛，窍道不利之中风。喑痱以阴虚为主，且痰火交盛者，可去附子、肉桂，酌加川贝母、竹沥、天竺黄等清热化痰之品；兼气虚神疲倦怠者，酌加人参、黄芪以益气补虚。

【用药禁忌】本方为阴阳双补之剂，若喑痱而兼有气火上升，或中风属肝肾阴虚，肝阳偏亢之证者，禁用。

【药理研究】地黄饮子能改善机体神经内分泌的调节。本方还具有明显的抗自由基损伤作用。

补中益气汤 《脾胃论》

【组成】炙黄芪二钱 (6g)　人参　白术炒　当归各一钱 (各3g)　炙

甘草　陈皮各五分 (各1.5g)　　升麻　柴胡各三分 (各1g)

【用法】加生姜3片，大枣2枚，水2杯，煎八分服（现代用法：水煎服）。

【功效】补中益气，升阳举陷。

【主治】气虚之中风。头目眩晕，视物昏花，半身不遂，肢体痿软，耳鸣耳聋，少气懒言，语声低微，面色萎黄，纳差便溏，或自汗出，舌淡，脉弦弱或虚软。

【临床应用】用于中风后遗症期证属气虚者。兼有头痛，酌加蔓荆子、川芎；兼脘腹痞胀者，酌加木香、砂仁、枳壳；若大便失禁，属气虚及阳者，可加附子。

【用药禁忌】高血压或中风属肝肾阴虚，肝阳上亢，禁用。

【药理研究】补中益气汤的丸剂具有一定的强心效应和对抗脑缺血缺氧作用。对于重度脑血管障碍后遗症的患者，补中益气汤可改善低下的免疫功能、提高机体抵抗力、防止各种感染的发生。

二陈汤《太平惠民和剂局方》

【组成】陈皮一钱五分 (4.5g)　　半夏　茯苓各三钱 (各9g)　　炙甘草一钱 (3g)

【用法】加生姜3片，水3杯，煎七分服（现代用法：水煎服）。

【功效】燥湿化痰，理气和中。

【主治】湿痰内盛之中风。头目昏眩，半身不遂，言语不利，胸膈痞闷，恶心呕吐，喉中痰鸣有声，痰多易咳，肢体倦怠，不欲饮食，舌苔白腻，脉弦滑。

【临床应用】用于中风后遗症期，证属脾虚湿痰内盛者。若痰湿壅盛严重者，可加白术一钱 (3g)，苍术二钱 (6g)，竹沥四汤匙，生姜汁两汤匙，名加味二陈汤；若中风痰迷心窍，舌强不能言，加枳实、胆南星、竹茹，名涤痰汤。

【用药禁忌】本方药性偏于温燥，高血压或中风属阴虚阳亢或痰热内盛者，禁用。

【药理研究】在脂肪乳致大鼠高血脂模型中，二陈汤可降低低密度脂蛋白、甘油三酯和胆固醇水平。此外本方还能通过抑制过氧化、自由基生成，改善血液流变异常和红细胞膜流动性障碍，调节脂质代谢紊乱。

加味六君子汤 《杂病源流犀烛》

【组成】人参　白术炒　茯苓　半夏各二钱（各6g）　陈皮　炙甘草各一钱（3g）　麦冬三钱（9g）　附子一钱（3g）　竹沥五钱（15g）　生姜汁二钱（6g）

【用法】加生姜5片，大枣2枚，水2杯，煎八分服（现代用法：加生姜5片，大枣2枚，水煎服）。

【功效】益气养阴，燥湿化痰。

【主治】气阴两虚，痰湿内蕴之中风。头目昏眩，四肢不举，语声低微，气短乏力，面色萎白，食少便溏，舌淡苔白腻，脉虚无力。

【临床应用】用于中风证属脾虚，痰湿内蕴。若兼口渴者，去半夏，加葳蕤、石膏；若兼胸脘痞闷，可酌加木香、砂仁。

【用药禁忌】本方以补益为主，兼能祛痰，故体内热盛或阴虚阳亢之中风，禁用。

【药理研究】方中六君子汤可促进白细胞减少症模型小鼠外周血白细胞、网织红细胞、骨髓有核细胞数、淋巴细胞转化指数、肿瘤坏死因子、白细胞介素-6活性恢复和升高，提示六君子汤有显著改善机体免疫功能和刺激骨髓造血功能的作用。

资寿解语汤 《杂病源流犀烛》

【组成】防风　附子　天麻　酸枣仁各二钱（各6g）　羚羊角　肉桂各八分（各3g）　羌活　甘草各五分（各2g）

【用法】水2杯，煎八分，入竹沥五钱（15g），姜汁二钱五分（8g）服（现代用法：水煎服）。

【功效】温经通络，息风开窍。

【主治】脾虚之中风。舌强不语，或牙关紧闭，半身不遂，口眼㖞斜，头目眩晕，面色萎黄，纳差便溏，四肢倦怠，苔白腻，脉缓。

【临床应用】用于以脾虚为主的中风出现失语之症。对脑基底节缺血、血管痉挛造成的失语疗效较佳，对脑出血者多无效。若肾气虚，不荣于舌本，加枸杞子、何首乌、生地、菊花、天冬、石菖蒲、元参。

【用药禁忌】方中药物多温补，若阴虚阳亢或风痰壅盛之中风，禁用。

【药理研究】方中天麻、防风、酸枣仁、羚羊角具有镇静、镇痛作用。天麻还能增加脑血流量，改善椎基底动脉、内耳供血不足，保护神经细胞。酸枣仁通过降低血脂和调节血脂蛋白而抑制动脉粥样硬化的形成和发展。

侯氏黑散《金匮要略》

【组成】菊花四两（120g）　白术　防风各一两（各30g）　桔梗八钱（24g）　细辛　茯苓　牡蛎　人参　矾石　当归　川芎　干姜　桂枝各三钱（各9g）　黄芩五钱（15g）

【用法】上14味，杵为散。酒服方寸匕，约有八分，每用一钱五分（4.5g），日2服，温酒调服（现代用法：共为末，每服6~9g。亦可作汤剂，用量按原方比例酌减，水煎服）。

【功效】祛风清热，通经活络。

【主治】肝阳上扰，气血痹阻之中风。突然昏仆，不省人事，牙关紧闭，四肢沉重，躁扰不宁，心中恶寒，舌苔黄腻，脉弦滑数。

【临床应用】用于中风证属肝阳上扰，气血痹阻。脑血管疾病急性期应用本方。若口眼㖞斜，兼夹风痰者，可酌加白僵蚕、全蝎、白附子；若言语不利，可酌加石菖蒲、远志；若肢体麻木，酌加通经活络之品，如桑枝、蜈蚣、乌梢蛇。

【用药禁忌】本方用药配伍补泻兼施，寒热并用，对于中风急性期有显著效果，但中风恢复期少用；痰火上逆之中风，慎用。服药期间，忌食鱼肉辛辣，且常宜饮冷食。

【药理研究】本方能降低血小板聚集率，并减少血栓形成，减轻脑损害。

风引汤《金匮要略》

【组成】大黄　干姜　龙骨各一两（各30g）　桂枝一两五钱（45g）

甘草　牡蛎各一两（各30g）　寒水石　赤石脂　石膏　滑石　紫石英
白石脂各三两（各90g）

【用法】上12味，研末粗筛。取三指，约六七钱（约20g）。井
花水1杯，煎七分，温服（现代用法：水煎煮，温服）。

【功效】清热息风，镇惊安神。

【主治】癫痫、风瘫。突然仆卧倒地，筋脉拘急，两目上视，喉
中痰鸣，神志不清，舌红苔黄腻，脉滑。

【临床应用】用于癫痫、风瘫证属肝阴不足，阳亢动风。若热盛，
干姜宜减半；癫痫痰热壅盛，合二陈汤，加胆南星、僵蚕、全蝎；若
中风以半身不遂为主，兼血压高者，加磁石、龟板、鳖甲、生铁落。

【用药禁忌】中风虚寒者，不宜使用本方。

五、治疗案例

案例1：齐某，男，48岁。无明显诱因，于3个月前忽两下肢瘫
痪，痿软无力，步履蹒跚，需扶掖而行，舌强，言语謇涩。曾在北京
某医院做CT、核磁共振，检查均未见异常，经专家会诊为脑供血不
足，小脑共济失调，治疗2个月余无效，遂来我处就诊。视其神志清
楚，双下肢运动不灵，痿软无力，行动困难，舌强，语言謇而不清，
全身乏力，舌苔薄黄，脉弦滑，诊为"风痱"，治以《古今录验》续
命汤加味，方用麻黄10g，桂枝10g，干姜10g，川芎10g，当归
10g，杏仁10g，生石膏30g，党参15g，独活10g，鸡血藤25g，生
石决明25g，珍珠母25g，牛膝15g，钩藤15g，菊花10g，甘草6g。
服药5剂后复诊，已能自行走路（不用人扶），两手持物，较前有力，
舌强减轻，精神转佳，惟睡眠欠佳。前方加酸枣仁25g，茯神30g，
续服6剂。服药10剂后来诊，患者语言清楚，说话流利，行动如常，
诸证皆愈。[秦艳梅.《古今录验》续命汤治疗风痱有特效 [J].黄河
医学，1994，3（2）：90]

案例2：王某，男，75岁。1998年5月7日中午入院。入院时
神识恍惚，右侧肢体不遂2小时，经头部CT检查确诊为左壳核出血
约24mL，舌质红，苔薄白，脉弦滑有力。入院时热象并不明显，当
天早晨患者曾大便1次，故未予通腑中药，而是给予对症治疗。可
是，次日晨起患者体温已达39℃，神昏，气息急促，口鼻干燥，大

便未行，舌质深红，舌苔黄厚而干燥，脉弦滑大数，与入院时相比，病情迅速恶化。辨证以痰热腑实为主，急煎三化汤不拘时鼻饲，药用大黄 10g（后下），枳实 10g，厚朴 10g，羌活 10g。至夜仍未大便，又予前方 1 剂加芒硝 10g 冲服。服药 2 小时后，患者大便 1 次，初为燥粪，异常臭秽，继之稀便，此后热势渐退。继续以三化汤口服，维持每日通便 1~2 次，以大便稍稀为准，48 小时后患者神志转清，头痛减轻，病情逐渐好转。调治 2 周后，复查头部 CT 显示出血已吸收一半。［赵德喜，姚金.三化汤在中风病急性期的应用［J］.长春中医药大学学报，2006，22（4）：23］

案例 3：李某，男，65 岁。患糖尿病多年，1999 年 10 月突发行路无力，时常仆倒，并日渐加重，肢体无力，不为所用。初时，医院误诊为糖尿病引起的神经炎，治疗逾半月无效，后经核磁共振检查，诊为糖尿病诱发的多发性脑血栓，治疗改用丹参注射液等。经治 2 月后，复检脑血栓情况已改善，但患者仍然软而不支，废而难用，转来中医会诊。症见四肢不遂，以右侧更甚，有时有流涎，手足肿胀，纳呆便秘，气短乏力，面色萎黄，舌质暗淡，舌苔薄白，脉沉细。处方补中益气汤加味：黄芪 30g，红参 10g，白术 15g，陈皮 10g，升麻 15g，柴胡 10g，当归 10g，神曲 10g，火麻仁 10g，柏子仁 10g，炙甘草 10g。服用 3 剂后，精神转佳，心情转好，大便得通，纳差改善，体气稍复，信心大增；服用 6 剂后，面色转润，气短不显，四肢自觉有力，功能训练的次数和力度增加，信心愈增。此后红参改用党参 15g，去火麻仁、柏子仁，守方服一月余，患者诸证日见好转，直至痊愈。［万春，彭翠波.补中益气汤治疗中风后遗症 32 例［J］.中医研究，2001，14（1）：45］

虚　劳

一、原文

虚劳病　从何起　七情伤　上损是　归脾汤　二阳旨　下损由房帏迩　伤元阳　亏肾水　肾水亏　六味拟　元阳伤　八味使　各医书　伐止此　甘药调　回生理　建中汤　《金匮》轨　薯蓣丸风气弭　䗪虫丸　干血已　二神方　能起死

二、阐释

虚劳是慢性的虚弱性疾病。吐血、咽痛、喑哑、五心烦热、梦遗、女子经闭、惊悸、倦怠嗜卧、骨蒸、不寐等都可以是虚劳的表现。七情所伤而致病，自上而下损其阳，一损肺，二损心，三损胃，过于胃则不可治。脾为气血生化之源，后天之本。依据《内经》中"二阳之病发心脾"之说，上损之虚劳可以用归脾汤补益心脾，此方为治疗虚劳的养神之法。房室过度而致病，自下而上损其阴，一损肾，二损肝，三损脾，过于脾则不可治。肾藏先天之精，主生殖，为人体生命之本原，肾为"先天之本"。肾精化肾气，肾气分阴阳，肾阴与肾阳能资助、促进、协调全身脏腑之阴阳。肾阳受损，出现困倦、腰痛等症，使用八味地黄丸治疗，体现"益火之源，以消阴翳"之法；肾阴受伤，出现烦热、咳嗽、遗精、咽痛、口舌生疮等症，用六味地黄丸治疗，体现"壮水之主，以制阳光"之法。据此用方之意，补肾阳又可使用景岳右归丸之类，补肾阴可使用景岳左归丸。《内经》云：精不足者，补之以味。味者，五谷之味也，补以味而节其劳，则积贮渐富，大命不倾也。治疗虚劳可以用甘味药，如《金匮要略》中小建中汤，用甘温之品，急建中气，化生气血阴阳。此外，《金匮要略》书中薯蓣丸、大黄䗪虫丸均可治疗虚劳。

三、概说

虚劳又称虚损，是由禀赋薄弱、后天失养及外感内伤等多种原因引起的，以脏腑亏损，气血阴阳不足，日久不复为主要病机，以五脏虚证为主要临床表现的多种慢性虚弱证候的总称。虚劳包含的临床表现甚多，可以说是中医内科疾病中范围最广的一个病证。西医学中多种慢性或消耗性疾病如贫血、隐匿性肾炎等，出现类似虚劳症状时，均属本病的范畴。

（一）诊断依据

1. 多见神疲体倦，身体羸瘦，食少纳呆，心悸气短，面容憔悴，自汗盗汗，或五心烦热，或畏寒肢冷，脉虚无力等症。若病程较长，久虚不复，症状可逐渐加重。

2. 具有引起虚劳的致病因素及较长的慢性疾病病史。

3. 应排除肺痨及其他病证中的虚证。

（二）虚劳的分类

虚劳以脏腑功能减退、气血阴阳亏损所致的虚弱不足证候为其特征，在虚劳共有特征的基础上，由于虚损性质有气、血、阴、阳虚损之分，病位涉及五脏，所以虚劳分为肺气虚、脾气虚、心气虚、肾气虚，心血虚、肝血虚，肺阴虚、心阴虚、脾胃阴虚、肝阴虚、肾阴虚，心阳虚、脾阳虚、肾阳虚。

（三）相关检查

由于中医虚劳涉及的西医病种繁多，有必要结合患者临床表现等具体病情，有选择地做相应检查。一般常用的检查有血常规、血生化、心电图、免疫功能检测和 X 射线检查等。

（四）虚劳的治疗

对于虚劳的治疗，以补益为基本原则。正如《素问》云："虚则补之。"在进行补益的时候，根据病性的不同，分别采取益气、养血、滋阴、温阳的治疗方药；并且密切结合五脏病位的不同而选方用药。如用六味地黄丸滋阴补肾，《金匮要略》肾气丸补肾助阳，归脾汤心脾同治。补虚还可以求助于药物的性味，如甘味方剂小建中汤治虚劳。

（五）虚劳的预防

人体五脏适当的劳作，包括脑力及体力的劳动，是保持健康所必需的。但烦劳过度则有损健康，《素问》中提出"五劳所伤"，是因劳致虚，损伤形体，日久而成虚劳。故日常生活中应注意避免烦劳过度，防止因劳致虚。脾胃乃后天之本，气血生化之源，饮食不节，损伤脾胃，日久可致虚劳，因此平素尚需调节饮食，防止脾胃受伤。此外，对于先天禀赋不足的体质，需注意气候季节寒温变化，防止感受外邪；及时正确治疗已患慢性疾病，避免病久而致虚劳。

四、常用方剂

归脾汤 《严氏济生方》

【组成】炙黄芪三钱（9g）　人参　白术蒸　酸枣仁炒黑　当归　龙眼肉　茯神各二钱（各6g）　木香五分（1.5g）　炙甘草一钱（3g）　远志五分，去心（1.5g）

【用法】水 3 杯，煎八分，温服（现代用法：水煎服）。

【功效】益气补血，健脾养心。

【主治】1. 心脾气血两虚证。心悸怔忡，健忘失眠，盗汗虚热，体倦食少，面色萎黄，舌淡，苔薄白，脉细弱。

2. 脾不统血证。便血，皮下紫癜，妇女崩漏，月经超前，量多色淡，或淋漓不止，舌淡，脉细弱。

【临床应用】用于虚劳证属心脾气血两虚，或脾不统血。胃及十二指肠溃疡出血、再生障碍性贫血、血小板减少性紫癜等疾病可用本方治疗。临床应用本方时，可去木香，加白芍一钱五分（4.5g）；若咳嗽，加麦冬二钱（6g），五味子七分（约2g）；若郁气，加贝母二钱（6g）；若脾虚发热，加丹皮、栀子。

【用药禁忌】出血属于阴虚血热者，应慎用。

【药理研究】归脾汤对以贫血大鼠制作脾虚证动物模型体重、摄食、全身状况均有改善作用；对失血性贫血小鼠，能明显提高血红蛋白含量。本方能改善或恢复东莨菪碱所致记忆障碍。本方还可抑制小鼠脑、肝中过氧化脂质的生成，并对脑内脂褐素生成也有显著抑制作用，能提高动物体内防御自由基酶系的活性。

六味地黄丸《小儿药证直诀》

【组成】熟地八两（240g）　山茱萸四两（120g）　怀山药四两（120g）丹皮　茯苓　泽泻各三两（各90g）

【用法】研末，炼蜜为丸，如桐子大，晒干。每服3钱，淡盐汤送下，1日2次（现代用法：丸剂或水煎服）。

【功效】滋阴补肾。

【主治】肾阴虚证。腰膝酸软，头晕目眩，耳鸣耳聋，盗汗，遗精，消渴，骨蒸潮热，手足心热，口燥咽干，牙齿动摇，足跟作痛，小便淋沥，以及小儿囟门不合，舌红少苔，脉沉细数。

【临床应用】用于虚劳证属肾阴亏虚。本方减两为钱，水煎服，名六味地黄汤。若咳嗽气喘，肺肾两虚者，加五味子，名都气丸；兼咳嗽吐血，肺肾阴虚者，加麦冬，名八仙长寿丸；若血淋尿痛，肝肾阴虚，虚火上炎者，加知母、黄柏，名知柏地黄丸。

【用药禁忌】本方熟地味厚滋腻，有碍脾运，故脾虚食少泄泻者，慎用。

【药理研究】六味地黄丸可激活造血干细胞，影响骨髓造血干细胞的数量和增殖能力，从而提高老年小鼠造血机能和免疫功能；通过促进胸腺细胞增殖而拮抗环磷酰胺对小鼠免疫系统的抑制作用；又能促进衰老小鼠脾细胞增殖，抑制脾细胞凋亡，显著提高正常小鼠和肾阴虚模型大鼠脾指数；还能显著提高正常小鼠腹腔巨噬细胞表面 Ia 抗原表达的阳性率，从而显著增强巨噬细胞吞噬指数以及吞噬活性；通过调节基因表达影响细胞因子如白细胞介素-2 的表达水平而纠正机体免疫功能紊乱。本方通过机体的免疫调节功能在抗肿瘤、延缓衰老、治疗自身免疫性疾病、糖尿病、对抗免疫抑制剂以及肿瘤化疗药物的毒性和不良反应等方面均具有重要的价值。

八味地黄丸 《金匮要略》

【组成】熟地八两 (240g)　　山茱萸四两 (120g)　　怀山药四两 (120g)
丹皮　茯苓　泽泻各三两 (各90g)　　附子　肉桂各一两 (各30g)

【用法】上为细末，炼蜜和丸，如梧桐子大，酒下 15 丸 (6g)，日再服（现代用法：亦可水煎服）。

【功效】补肾助阳。

【主治】肾阳不足证。腰痛脚软，身半以下常有冷感，少腹拘急，小便不利，或小便反多，入夜尤甚，阳痿早泄，舌淡而胖，脉虚弱，尺部沉细，以及痰饮，水肿，消渴，脚气，转胞等。

【临床应用】用于虚劳证属肾阳不足者。本方俗名《金匮要略》肾气丸，减两为钱，水煎服，名八味汤。若欲引火归源，则去附子，名七味丸；若大渴不止，可去附子，加五味子，名加减八味丸；若水肿喘促，加牛膝、车前子，名《济生》肾气丸。

【用药禁忌】阴虚火旺之遗精滑泄者，不可使用本方。

【药理研究】对"劳倦过度、房事不节"诱发的肾阳虚模型小鼠，八味地黄丸可增强机体免疫应答，有效控制肾阳虚证的发展。对醋酸氢化可的松造成的肾阳虚大鼠模型，能提高肾阳虚大鼠白细胞介素-2 的产生能力，改善机体的免疫低下状态。对环磷酰胺抑制免疫和造血功能的模型小鼠，本方能明显促进小鼠免疫造血功能的恢复。

小建中汤《伤寒论》

【组成】生白芍三钱（9g）　桂枝一钱五分（4.5g）　炙甘草一钱（3g）

【用法】加生姜一钱五分，大枣2枚，水2杯，煎八分，入饴糖三钱五分，烊服（现代用法：水煎服）。

【功效】温中补虚，和里缓急。

【主治】中焦虚寒，肝脾不和证。腹中拘急疼痛，喜温喜按，神疲乏力，虚怯少气；或心中悸动，虚烦不宁，面色无华；或伴四肢酸楚，手足烦热，咽干口燥。舌淡苔白，脉细弦。

【临床应用】用于虚劳证属中焦虚寒，肝脾不和。方中人参、当归、白术，俱宜加之。若虚痨诸不足，加黄芪二钱（6g），名黄芪建中汤；若饱闷者，去大枣，加茯苓二钱（6g）；若气逆者，加半夏一钱五分（4.5g）；寒甚者，重用桂枝、生姜；营阴不守见自汗心悸，虚烦不寐者，可加酸枣仁、浮小麦。

【用药禁忌】呕吐或中满者不宜使用；阴虚火旺之胃脘疼痛忌用。

【药理研究】小建中汤具有抗炎、增强机体免疫力的作用。

炙甘草汤《金匮要略》

【组成】生地四钱（12g）　桂枝一钱（3g）　阿胶一钱五分（4.5g）　炙甘草二钱（6g）　人参一钱（3g）　麦冬二钱五分（7.5g）　火麻仁一钱五分（4.5g）

【用法】加生姜一钱，大枣2枚，水1杯，酒半杯，煎八分服（现代用法：水煎服）。

【功效】益气滋阴，通阳复脉。

【主治】1.心动悸，脉结代。虚羸少气，舌光少苔，或质干而瘦小者。

2.虚劳肺痿。干咳无痰，或咳吐涎沫，量少，形瘦短气，虚烦不眠，自汗盗汗，咽干舌燥，大便干结，脉虚数。

【临床应用】用于虚劳阴血不足，阳气虚弱。阴虚较甚，舌光而萎者，可将生地黄改为熟地黄；心悸怔忡较甚者，加酸枣仁、柏子仁，或加龙齿、磁石；虚劳肺痿阴伤肺燥较著者，宜酌减桂枝、生姜、酒。

【用药禁忌】本方用治气阴两伤之虚劳肺痿，是取其益气滋阴而补肺之效，但对阴伤肺燥较甚者，方中生姜、桂枝、酒减少用量或不用，因为温药毕竟有耗伤阴液之弊，故应慎重使用。

【药理研究】实验表明，本方能提高大鼠的免疫功能，对大鼠气血两虚型心律失常有显著的保护作用。

清燥救肺汤 《医门法律》

【组成】桑叶经霜者去蒂，三钱 (9g)　　人参一钱 (3g)　　石膏研，二钱三分 (7g)　　杏仁去皮尖，一钱二分 (4g)　　甘草一钱二分 (4g)　　麦冬一钱 (3g)　　枇杷叶去毛蜜炙，一钱三分 (4g)　　黑芝麻一钱五分，炒研 (4.5g)

【用法】水二杯半，煎八分，热服（现代用法：水煎服）。

【功效】清燥润肺。

【主治】温燥伤肺而成痿。头痛身热，干咳无痰，气逆而喘，咽喉干燥，鼻燥，胸满胁痛，心烦口渴，舌干少苔，脉虚大而数。

【临床应用】用于虚劳证属燥气郁而伤肺。若燥热偏盛动血，咳逆咯血者，去人参，加水牛角、白及、生地；若痰多，加贝母三钱 (9g)，或加梨汁半盏。

【用药禁忌】脾虚痰湿内盛，胸膈满闷者，本方不宜。

【药理研究】清燥救肺汤能抑制局部中晚期胸部肿瘤放射治疗后血浆肿瘤坏死因子-α 和内皮素的过度表达，抑制放射治疗后血浆结缔组织生长因子和血小板源性生长因子的过度释放，降低放射治疗后弥散功能的恶化，可以用于放射性肺损伤的预防。

薯蓣丸 《金匮要略》

【组成】薯蓣三十分 (25g)　　当归　桂枝　曲　干地黄　豆黄卷各十分 (各7.5g)　　甘草二十八分 (20g)　　人参　阿胶各七分 (各6g)　　川芎　芍药　白术　麦冬　杏仁　防风各六分 (各5g)　　柴胡　桔梗　茯苓各五分 (各5g)　　干姜三分 (3g)　　白蔹二分 (2g)　　大枣百枚为膏 (5g)

【用法】上 21 味，末之，炼蜜和丸如弹子大。空腹酒服 1 丸，100 丸为剂（现代用法：共为末，炼蜜为丸，重 3g，每服 1 丸，温开水送服；亦可作汤剂水煎服，用量按原方比例酌减）。

【功效】补气养血，疏风散邪。

【主治】气血俱虚，外受风邪之虚劳。头晕目花，消瘦乏力，心悸气短，不思饮食，骨节酸痛，微有寒热，舌淡苔白，脉虚。

【临床应用】用于虚劳证属气血俱虚，阴阳失调，外受风邪。临床上使用本方，可依据正气虚损的侧重点不同，调整方中药物和剂量。若气虚为重，可适当增加方中人参、茯苓、白术和甘草的用量；如阳虚为重，可加重干姜用量，酌加附子温振阳气，减小麦冬、干地黄用量；如血虚明显，可重用干地黄、芍药、当归、阿胶、大枣；如以阴虚为主，可重用麦冬、阿胶，减干姜用量。

【用药禁忌】外感风邪，但无阴阳失调或气血亏虚者，不宜使用本方。

【药理研究】薯蓣丸的免疫调节作用机制之一可能在于对热休克蛋白-70的表达影响，这构成了与细胞损害的修复及免疫系统调节的关联，虽然作用是非特异性的，但这一免疫分子的变化在应激中发挥着重要作用，这也许是薯蓣丸抗应激免疫抑制的机理之一，可以考虑薯蓣丸作为抗应激损害的辅助用药。

大黄䗪虫丸 《金匮要略》

【组成】大黄十分，蒸 (7.5g)　黄芩二两 (6g)　甘草三两 (9g)　桃仁一升 (6g)　杏仁一升 (6g)　芍药四两 (12g)　干漆二两 (6g)　干地黄十两 (30g)　虻虫一升 (6g)　水蛭一百个 (6g)　蛴螬一升 (6g)　䗪虫半升 (3g)

【用法】上 12 味，末之，炼蜜丸如小豆大。酒服 5 丸，日 3 服（现代用法：共为末，炼蜜为丸，重 3g，每服 1 丸，温开水送服；亦可作汤剂水煎服，用量按原方比例酌减）。

【功效】活血消癥，祛瘀生新。

【主治】五劳虚极，形体羸瘦，腹满不能饮食，肌肤甲错，两目黯黑者，或潮热，妇人经闭不行，舌质紫黯，或边有瘀斑，脉象迟涩。

【临床应用】用于正气虚损，瘀血内停之干血劳。兼乏力、食少、便溏等脾虚之象者，可配合四君子汤、补中益气汤等益气补中；兼面色萎黄、头晕心悸、神疲乏力等气血两虚之象者，可配合归脾汤、八珍汤、十全大补汤等补益气血；若妇人癥积伴小腹冷疼，经行腹痛或夹血块者，可配合温经汤、少腹逐瘀汤、生化汤等温经活血；若胁下癥块伴胸胁胀痛者，可配合四逆散、逍遥散、膈下逐瘀汤等疏肝理气，活血止痛。

【用药禁忌】孕妇禁用，有出血倾向者慎用。

【药理研究】本方能明显减轻平阳霉素所致的大鼠肺纤维化程度，与其抑制肺组织中肿瘤坏死因子-α过度表达有关。能够明显抑制经旁分泌途径活化的大鼠星状细胞的增殖及肿瘤坏死因子-β1 基因的表达，发挥逆转肝纤维化的作用。

五、治疗案例

案例 1：患者，男，60 岁，10 年前因胃溃疡施胃大部分切除术。近 3 年乏力头昏，心悸气短。体瘦，面苍白，肌肤甲错，反甲，舌瘦，色淡红，苔薄白，脉沉细涩。西医诊断为营养不良，贫血。证属虚劳亡血，气血两虚。治法：建中补虚，气血双调。处方以小建中汤加减：当归、白芍、阿胶、饴糖各 15g，桂枝、甘草各 10g，生姜 5g，大枣 10 枚。口服硫酸亚铁。服药 14 剂后症状改善，服至 2 个月后，血常规正常。［韩淑华，林晓波.小建中汤的临床应用［J］.中国医药导报，2007，4（35）：97］

案例 2：患者，女，47 岁，2002 年 10 月初诊。以"小腹剧痛，尿色鲜红 1 年余"为主诉，1 年前确诊为"膀胱癌"。症见面色、爪甲苍白，口唇干燥起皮，语声低微，轮椅推行，形体瘦削，畏寒怕冷，刚至 10 月已穿棉衣，舌质淡胖有齿痕，苔白厚，脉沉细。曾用多种止血针剂均无效，现每半月需输注红细胞 2~4U。实验室检查：血常规 Hb29g/L，尿常规示肉眼血尿，RBC（++++）。辨证属阳虚血亏，治以温阳益气、生血止血。方用归脾汤加减：党参 30g，黄芪 40g，当归 10g，制何首乌 20g，阿胶 15g（烊化），枸杞子 15g，炒白术 15g，茯神 10g，肉苁蓉 20g，淫羊藿 15g，龙眼肉 10g，白花蛇舌草 20g，半枝莲 20g，猪苓 20g，仙鹤草 20g，旱莲草 30g，白茅根 20g，地榆 15g。每日 1 剂，水煎服。1 月余复诊，尿色淡红，复查血常规 Hb89g/L，尿常规示 RBC（+），日常生活可自理。此后坚持服上方，每月输血 1 次，存活 4 年余。［张敏，杨万松.陈集才运用归脾汤加味治疗贫血经验举隅［J］.广西中医药，2009，32（3）：39］

案例 3：刘某，男，60 岁，2006 年 5 月 23 日入院。咳嗽、咯吐白色涎沫 2 个月。刻诊：咳嗽夜甚，咳吐涎沫色白，胸闷而无喘，无汗，纳可，口不渴，大小便正常，形体消瘦，舌淡红、苔薄白，脉虚缓。胸部 CT 显示右肺下叶、左肺上叶舌段及左肺下叶血管支气管束增多紊乱、模糊，周围毛玻璃样变，以肺野外围为著；高分辨率扫描见网格状改变，并见走行僵直的纤维索条状影。右肺下叶、左肺上叶舌段及左肺下叶间质性肺炎。既往有 2 型糖尿病病史 11 年。诊断为弥漫性肺间质纤维化。辨证为肺气亏虚，体质为阴虚。投炙甘草汤，药用：炙甘草、阿胶各 12g，党参 15g，桂枝 6g，麻仁、麦冬各 9g，生地 30g，生姜 5 片，大枣 3 枚。每日 1 剂，水煎服。连服 30 余剂，咳嗽大为好转。复查胸部 CT 显示：右肺中叶、左肺上叶舌段及双肺下叶基底段可见胸膜下区分布为主的斑片状毛玻璃影，病情明显好转而出院。［支开叶.炙甘草汤临床新用 3 则［J］.山西中医，2007，23（4）：65］

咳 嗽

一、原文

气上呛　咳嗽生　肺最重　胃非轻　肺如钟　撞则鸣　风寒入　外撞鸣　痨损积　内撞鸣　谁治外　六安行　谁治内　虚痨程　挟水气　小龙平　兼郁火　小柴清　姜细味　一齐烹　长沙法　细而精

二、阐释

肺主气，司呼吸，主宣发肃降，通调水道。在生理情况下，可以使机体呼吸保持平稳状态。在病理情况下，若诸气上逆于肺，则可出现咳嗽等病症。《内经》云：五脏六腑皆令人咳，不独肺也。表明咳嗽的主要病位在肺，然也不止于肺。《内经》对咳嗽的论述还有："此皆聚于胃，关于肺，使人多涕唾而面水肿气逆也。""聚于胃，关于肺"即是对咳嗽病理机制的总概括。肺脏娇嫩，为华盖之脏，肺属金，好像金属铸的钟，受到内外撞击，就会发出鸣响。若外感风寒之邪，外邪从皮毛而入于肺，或慢性虚损性疾病损伤于肺，均可出现咳嗽之症。外感咳嗽，多用六安煎这类方剂来治疗，但是也需辨风热、风燥两证。若风热咳嗽，当用辛润之葳蕤汤；若风燥咳嗽，又有肺燥、胃湿之别，当用千金麦门冬汤、五味子汤之类。内伤咳嗽，则按照治疗虚劳病的法则来选对证之方。至于外感风寒，内有水饮之咳嗽，宜用小青龙汤解表散寒，温肺化饮。柯韵伯治疗咳嗽，不论冬夏，但凡寒嗽，均用小青龙汤。兼郁火者，出现咳嗽而往来寒热，可以用小柴胡汤加减，以疏散表邪，清火解郁。张仲景在治疗痰饮咳嗽时，组方多用干姜、细辛和五味子三味药，如小青龙汤之用药，这是值得后世医家体会领悟的经验。

三、概说

咳嗽是指外感或内伤等因素，导致肺失宣肃，肺气上逆，冲击气道，发出咳声或伴咳痰为临床特征的一种病。历代医家将有声无痰称为咳，有痰无声称为嗽，有痰有声谓之咳嗽。临床上多为痰声并见，很难截然分开，故以咳嗽并称。咳嗽是肺系多种疾病的一个症状，相当于西医学中上呼吸道感染，急、慢性支气管炎，支气管扩张等病。咳嗽发病率甚高，据统计，慢性咳嗽的发病率为 3%~5%，在老年人中的发病率可达 10%~15%，尤其以寒冷地区发病率更高。

（一）诊断依据

1. 以咳逆有声，或咳吐痰液为主要临床表现。

2. 询问病史、起病的缓急，判断属于外感、内伤。外感咳嗽多起病急，常伴有表证的临床表现；内伤咳嗽，起病缓，往往有较长时间的咳嗽病史，兼有脏腑功能失调的临床表现，表证可有可无。

（二）咳嗽的分类

根据发病原因，咳嗽分为外感咳嗽和内伤咳嗽两大类。其中外感咳嗽多属实证，为感受外邪所致，所以根据感受病邪的性质不同，而分为风寒袭肺、风热犯肺和风燥伤肺三种证型。内伤咳嗽属虚实夹杂之证，咳声响亮者多实，咳声低怯者多虚；脉有力者属实，脉无力者属虚。内伤咳嗽可分为痰湿蕴肺、痰热郁肺、肝火犯肺、肺阴亏耗、肺气虚寒、寒饮伏肺六种证型。另外，外感咳嗽与内伤咳嗽可互为因果，相互转化。

（三）相关检查

1. 急性咳嗽，外周血白细胞总数和中性粒细胞增高。

2. 听诊可闻及两肺野呼吸音增粗，或伴散在干湿性啰音。

3. 肺部 X 线摄片检查正常或肺纹理增粗。

（四）咳嗽的治疗

咳嗽的治疗应分清邪正虚实。外感咳嗽，为外邪袭肺，多属实证，故以祛邪利肺为治疗原则，六安煎为治疗外感咳嗽的首选方剂。按照邪气性质风寒、风热、风燥的不同，可以分别采用疏风、散寒、清热、润燥等方法施治，风热咳嗽选用葳蕤汤，风燥咳嗽用麦门冬汤、五味子汤来治疗。内伤咳嗽，多属邪实正虚，故以祛邪扶正，标本兼顾为治疗原则，根据病邪为"痰"与"火"，祛邪分别采用祛痰、清火为治，正虚则养阴或益气为宜，又应分清虚实主次处理。张仲景治疗由外感引发的内伤咳嗽，善用干姜、细辛和五味子为主要的药物配伍，小青龙汤就是治疗外感风寒，内停水饮之咳嗽的著名方剂。

咳嗽的治疗，除直接治肺外，还应从整体出发注意治脾、治肝、治肾等。咳嗽是人体祛邪外达的一种病理表现，治疗决不能单纯见咳止咳，必须按照不同的病因分别处理。

（五）咳嗽的预防

咳嗽的预防，重点在于提高机体卫外防御功能，正如《内经》所说"正气存内，邪不可干，邪之所凑，其气必虚"。平时应注意适当的锻炼身体，增强皮毛腠理适应气候变化的能力，遇有感冒及时治疗，防止呼吸道疾病发生。若常自汗出，易感冒者，必要时可予玉屏风散服用。此外，还需注意远离烟尘和有害废气，减少对呼吸道的刺激；积极治疗其他脏腑疾病，防止内邪干肺而引起内伤咳嗽的发生。

四、常用方剂

六安煎 《景岳全书》

【组成】半夏二钱 (6g)　　　陈皮一钱五分 (4.5g)　　　茯苓二钱 (6g)　　　甘

草一钱 (3g)　　杏仁二钱, 去皮尖 (6g)　　白芥子一钱, 炒研 (3g)

【用法】加生姜 7 片，水煎服（现代用法：水煎服）。

【功效】温肺祛痰。

【主治】外感寒湿或寒痰咳嗽。咳痰量多，清稀色白，或喜唾涎沫，胸满不舒，舌苔白滑，脉弦滑。

【临床应用】用于咳嗽证属寒痰蕴肺。陈修园用此方，必去白芥子加五味子、干姜、细辛，加强温肺化饮之功。若寒甚，加细辛七分；咳甚喘急者，加杏仁、厚朴以降气止咳；脾虚食少者，可加人参、白术、陈皮等以益气健脾。

【用药禁忌】凡肺燥有热、阴虚咳嗽、痰中带血者，忌用本方。

【药理研究】本方去甘草、白芥子，加葶苈子、黄芩、川芎，可明显降低血液黏度，进而降低肺动脉压，有效延缓肺心病患者病理进程。

小青龙汤 《伤寒论》

【组成】麻黄去节, 三两 (9g)　　芍药三两 (9g)　　细辛三两 (9g)　　干姜三两 (9g)　　甘草炙, 三两 (9g)　　桂枝去皮, 三两 (9g)　　半夏洗, 半升 (9g)　　五味子半升 (9g)

【用法】上 8 味，以水 1 斗，先煮麻黄，减 2 升，去上沫，内诸药，煮取 3 升，去滓，温服 1 升（现代用法：水煎煮，温服）。

【功效】解表散寒，温肺化饮。

【主治】外寒内饮证。恶寒发热，无汗，头身疼痛，喘咳，痰涎清稀而量多，胸痞，或干呕，或痰饮喘咳，不得平卧，或身体疼重，头面四肢水肿，舌苔白滑，脉浮。

【临床应用】用于咳嗽证属饮停于内，外感风寒。若外寒证轻者，可去桂枝，麻黄改用炙麻黄；兼有热象而出现烦躁者，加生石膏、黄芩以清郁热；兼喉中痰鸣，加杏仁、射干、款冬花以化痰降气平喘；若鼻塞，清涕多者，加辛夷、苍耳子以宣通鼻窍；兼水肿者，加茯苓、猪苓以利水消肿。

【用药禁忌】本方多温燥之品，故阴虚干咳无痰或痰热证者，不宜使用。

【药理研究】小青龙汤对组织胺有某种程度的对抗作用，还能抑制 IgE 的产生，对支气管平滑肌有非特异的解痉作用，从而达到止咳平喘的目的。本方还可增强炎症损伤的神经生长因子的修复功能，可能通过降低白细胞介素-4 基因的表达水平，间接降低白细胞介素-4 含量，从而达到减轻黏膜变应性炎症的作用。

加减小柴胡汤 《时方妙用》

【组成】柴胡四钱 (12g)　　半夏二钱 (6g)　　黄芩　炙甘草各一钱五分 (各4.5g)　　干姜一钱 (3g)　　五味子八分 (2g)

【用法】水二杯半，煎一杯半，去滓，再煎八分，温服，1 日 2 服（现代用法：水煎服）。

【功效】和解少阳，温化水饮。

【主治】少阳证咳嗽。咳嗽，痰多色白，往来寒热，或身有微热，胸胁苦满，默默不欲饮食，心烦喜呕，咽干，舌苔薄白，脉弦。

【临床应用】用于咳嗽证属素体有痰饮内停，外感风寒，邪入少阳。若渴者，是热伤津液，去半夏，加天花粉；若胁下痞硬，是气滞痰郁，去大枣，加牡蛎；若小便不利，心下悸，是水气凌心，宜去黄芩，加茯苓；若不渴，外有微热，是表邪仍在，宜去人参，加桂枝；若大便干结，日晡潮热，为邪热传里，加芒硝。

【用药禁忌】因方中柴胡升散，芩、夏性燥，干姜性温，故对阴虚干咳无痰或痰热证者，不宜使用。

【药理研究】本方干姜变为生姜，去五味子，加人参，成为小柴胡汤。小柴胡汤具有较强的抗炎作用，并有改善微循环，增强血流量，减轻炎症反应及毛细血管通透性的作用。

五味子汤 《备急千金要方》

【组成】五味子研，五分 (1.5g)　　桔梗　甘草　紫菀茸　续断　竹茹　桑根皮各一钱 (各3g)　　生地黄二钱 (6g)　　赤小豆一撮即赤豆之细者 (5g)

【用法】上 9 味，水煎空心服（现代用法：水煎服）。

【功效】清热润肺，敛气止咳。

【主治】阴虚肺燥。咳嗽，唾中有血，牵引胸胁痛，皮肤干枯，咽干，舌红少津，苔少，脉细数。

【临床应用】用于咳嗽证属燥伤肺阴。《秘旨》中用本方治疗虚劳加白蜜一匙。陈修园使用本方时，将赤豆换成生扁豆五钱（15g），囫囵不研，认为最能退热补肺，但有寒热往来忌之。若阴虚肺燥兼水饮内停，咳嗽痰稀，可去续断、赤小豆、生地黄，加葳蕤、麦冬、干姜、细辛。

【用药禁忌】外感风寒、寒饮伏肺之咳嗽，不宜使用本方。

麦门冬汤《备急千金要方》

【组成】麦门冬去心，二钱（6g）　桔梗　桑根皮　半夏　生地黄　紫菀茸　竹茹各一钱（各3g）　麻黄七分（2g）　甘草五分，炙（1.5g）　五味子十粒，研（3g）　生姜一片（3g）

【用法】上11味，水煎，空心服（现代用法：水煎服）。

【功效】养阴清肺，止咳平喘。

【主治】体虚火热乘肺。咳唾有血，胸膈胀满，上气羸瘦，五心烦热，渴而便秘。

【临床应用】用于咳嗽证属病后体虚，火热袭肺。若咳嗽甚者，加百部、款冬花肃肺止咳；若咳血较甚，加白及、仙鹤草、小蓟以凉血止血；若潮热，加地骨皮、银柴胡、秦艽、鳖甲以养阴清热。

【用药禁忌】外感风寒、寒饮伏肺之咳嗽，不宜使用本方。

五、治疗案例

案例1：杨某，女，38岁，2009年9月5日初诊。自诉不慎受凉后出现咳嗽，痰多，胸闷近1月，其间曾服用抗生素和中药，效果欠佳。现症见痰多色白易咳，胸闷气促咳嗽，口微渴喜热饮，小便可，大便不爽，舌质淡苔水滑边有齿印，寸脉浮，尺脉沉细。辨证为：外感风寒，内有停饮。方用小青龙汤加味。处方：炙麻黄20g，桂枝10g，白芍10g，干姜10g，细辛10g，半夏10g，五味子10g，甘草10g。共2剂，每日1剂，水煎3次，过滤混匀，取汁500~600mL，分3次服用。二诊：自述痰量明显减少，但咳嗽、胸闷不见缓减，又述服药后出现脐下悸动不安，气上冲胸，至胸则胸闷难耐，遂咳嗽，大小便可，舌脉同前。脐下悸动不安，此乃苓桂枣甘汤证。遂于苓桂枣甘汤加五味子：茯苓 15g，桂枝 9g，大枣 12g，炙甘草 12g，炙白术 12g，五味子 9g。共 2 剂，服法同上，随访诸证缓减。[杨静，刘建.小青龙汤的临床应用及体会 [J].四川中医.2010，28（6）：119]

案例 2：患儿，男，2 个月，于 1998 年 10 月 25 日就诊。患儿症见咳嗽频作，喉有痰声，鼻流清涕，精神略显不振。查：体温 37.3℃，面白无汗，口唇淡白，舌淡，脉浮，指纹浮，色淡红。诊为外感风寒咳嗽，治以疏风散寒，化痰止咳。以六安煎（半夏 10g，陈皮 7.5g，茯苓 10g，甘草 5g，杏仁 5g，白芥子 2.5g）加紫苏 10g，防风 10g 为末敷脐。1 日症减，3 日痊愈。[王学俊，狄丽霞，李增奎.六安煎敷脐外治小儿外感咳嗽 67 例 [J].实用医技.1999，6（9）：671]

疟 疾

一、原文

疟为病　属少阳　寒与热　若回翔　日一发　亦无伤　三日作势猖狂　治之法　小柴方　热偏盛　加清凉　寒偏重　加桂姜邪气盛　去参良　常山入　力倍强　大虚者　独参汤　单寒牝　理中匡　单热瘅　白虎详　法外法　辨微茫　消阴翳　制阳光　太仆注　慎勿忘

二、阐释

少阳主半表半里，疟疾属于少阳经的疾病。邪居少阳，入于里与阴争则恶寒，出于表与阳争则发热。这种恶寒时不发热，发热时不恶寒，二者呈周期性、间歇性交替出现，是疟疾的主要见症。依据疟疾发作的间隔周期可以判定邪气的程度。如果一日一发作，邪气较轻浅；三日一发作，病势较急重。疟疾的治疗，当以仲景之小柴胡汤和解少阳。若发作时发热较重，可以酌加寒凉药，如知母、花粉、石膏、黄连等；若发作时恶寒较重，可加温热类药，如干姜、桂枝之类；邪气正盛，正气尚可，当去人参为妙；仲景用常山之苗驱邪外出，如治疟用小柴胡汤加常山，可以收到很好效果；正气虚弱，久疟不愈，用独参汤大补元气；只恶寒不发热，名曰牝疟，用附子理中汤加柴胡治疗；只发热不恶寒，名曰瘅疟，先发热而后恶寒，名曰热疟，均用白虎汤加桂枝治疗。以上皆是前世医家治疗疟疾的常用治法，常法之外更有特殊之法，如王冰注解《内经》提出："热之不热，是无火也，益火之源以消阴翳；寒之不寒，是无水也，壮水之主以制阳光。"赵养葵遵循此法，用八味丸和六味丸治疗久疟。

三、概说

疟疾是由感受疟邪，邪正交争所致，以寒战壮热，头痛，汗出，休作有时为特征的一种传染性疾病，多发于夏秋季。《明医指掌·疟疾》中对本病有较详细的记载："疟之为状，燖热如炉，振寒如冰，头痛如破，咬牙嚼齿，有暴虐之热，从病从虐，故名疟。"疟疾是一种严重危害人体健康的传染病，我国大部分地区均有流行，以南方各省发病较多。中医药对疟疾的治疗积累了丰富的经验，尤其是现代研究成功的青蒿素，对疟疾更具有卓效，受到国际上医学的重视。

（一）诊断依据

1. 临床症状以寒战、高热、汗出，周期性发作，间歇期症状消失为特征，多为间日一发，部分病人每日或间二日一发。

2. 居住或近期到过疟疾流行地区，在夏秋季节发病，可作为参考。

（二）疟疾的分类

根据疟疾发病时的临床症状特点、邪气性质和正气的盛衰，本病可分为正疟、温疟、寒疟、瘅疟、劳疟和疟母。瘅疟往往症状表现多样，病情严重，未发作时也有症状存在，因此其周期性不如一般疟疾明显，这一类型的疟疾在临床治疗中是需要密切注意的。

（三）相关检查

西医学中的疟疾属于本病的范畴。临床上可作血象、疟原虫、血清学检查。血象检查可见红细胞和血红蛋白在多次发作后下降，恶性疟尤甚；白细胞总数初发时可稍增，后正常或稍低，白细胞分类单核细胞常增多，并见吞噬有疟色素颗粒。疟原虫检查可见血液涂片染色发现疟原虫，并可鉴别疟原虫种类；骨髓涂片染色查疟原虫，阳性率较血片高。血清学检查，抗疟抗体一般在感染后 2~3 周出现，4~8 周达高峰，以后逐渐下降。现已应用的有间接免疫荧光、间接血凝与酶联免疫吸附试验等，阳性率可达 90%，一般用于流行病学检查。

（四）疟疾的治疗

祛邪截疟是治疗疟疾的基本原则。在诊断为疟疾后，即可截疟。在此基础上，根据疟疾证候的不同，分别结合和解表里、清热保津、温阳达邪、清心开窍、化浊开窍、补益气血等治法进行治疗。由于疟疾的病位在少阳，故多用柴胡类方剂，典型的是用小柴胡汤来和解少阳；早在《神农本草经》已经记载恒山（即常山）有治疟的功效，后世医家多在治疟的方剂中酌加常山，以增强疗效。

对于疟疾的治疗，古代医家积累了许多宝贵经验，值得重视。如《明医杂著·疟病证治》说："邪疟及新发者，可散可截；虚疟及久者，宜补气血。"《万病回春·疟病》说："人壮盛者，宜单截也"；"人虚者，截补兼用也"；"疟久不愈者，先截而后补也"；"疟已久者，须调养气血也。"

（五）疟疾的预防

疟疾是具有传染性的疾病，因此增强体质，防止感受疟邪是预防疟疾的根本措施，尤其是在夏秋季，更应注意预防。正如《景岳全书·杂证谟·疟疾》中说："但使内知调摄而外不受邪，则虽居瘴地，何病之有。"其次，消灭蚊虫是防疟综合措施中的主要环节。避免蚊虫叮咬，可采用蚊帐或驱蚊药。此外，采取预防性用药，及时治愈疟疾病人，减少传染来源等，都是控制疟疾的重要技术措施。

四、常用方剂

小柴胡汤 《伤寒论》

【组成】柴胡半斤（24g）　黄芩三两（9g）　人参三两（9g）　甘草三两，炙（9g）　半夏半升，洗（9g）　生姜三两，切（9g）　大枣十二枚，擘（4枚）

【用法】上 7 味，以水 1 斗 2 升，煮取 6 升，去滓，再煎，取 3 升，温服 1 升，日 3 服（现代用法：水煎服）。

【功效】和解少阳。

【主治】疟疾少阳证。往来寒热，胸胁苦满，默默不欲饮食，心烦喜呕，口苦，咽干，目眩，舌苔薄白，脉弦者。

【临床应用】用于疟疾证属邪在少阳。若胸中烦而不呕，为热聚于胸，去半夏、人参，加瓜蒌；渴者，是热伤津液，去半夏，加天花粉；腹中痛，是肝气乘脾，宜去黄芩，加芍药；胁下痞硬，是气滞痰郁，去大枣，加牡蛎；心下悸，小便不利，是水气凌心，宜去黄芩，加茯苓；不渴，外有微热，是表邪仍在，宜去人参，加桂枝；咳者，是素有肺寒留饮，宜去人参、大枣、生姜，加五味子、干姜。

【用药禁忌】因方中柴胡升散，芩、夏性燥，故对阴虚血少者禁用。

【药理研究】小柴胡汤可显著提高以伯氏疟原虫感染疟疾小鼠的体液免疫、非特异性免疫、红细胞免疫的能力。对刀豆素 A 诱导的淋巴母细胞转化有显著的免疫抑制作用。

五、治疗案例

陈某，女，25 岁，1991 年 5 月 10 日诊。患者于 5 日前不明原因地出现发热、恶寒、头身痛、微咳嗽，但不吐痰。曾在我院门诊按感冒治疗，经服中西药后病情未见好转。近日来出现口苦、心烦、恶寒发热交替出现，汗出，欲呕不吐，头痛等状。因上述病状加重而求余诊治。诊见面色微赤，体倦乏力，精神不佳，急性热病容。自述憎寒发热阵作，每日下午开始发作，先畏寒，继而发热汗出后则止。查：舌淡苔薄白，脉弦细，白细胞 13×10^9/L，中性 80%，血中可查见疟原虫。因病员已身孕 6 个月，故不用西医抗疟药等治疗，而选用中医治疗，根据病人诸证合参，证属少阳枢机不利所致之正疟。治以祛邪截疟，和解表里。方以小柴胡汤加减。处方：柴胡、党参、黄芪、大枣各 15g，生姜、青蒿、甘草各 6g，白术 12g，陈皮、草果各 10g。水煎服，每日 1 剂，服 2 剂后汗出，恶寒发热止，心烦、口苦、头身痛、欲呕等状已减轻。舌脉同前。继进 3 剂后血中一切正常，疟原虫消失。妇产科查胎位，胎音及孕妇一切正常而告愈。时隔 4 个月后足月顺产一女婴。随访 2 年余未复发。[雍怀生. 小柴胡汤治愈中期妊娠疟疾案 [J]. 四川中医. 1994，(4)：30]

痢 疾

一、原文

湿热伤　赤白痢　热胜湿　赤痢渍　湿胜热　白痢坠　调行箴
须切记　芍药汤　热盛饵　平胃加　寒湿试　热不休　死不治
痢门方　皆所忌　桂葛投　鼓邪出　外疏通　内畅遂　嘉言书　独
得闷　《寓意》存　补《金匮》

二、阐释

痢疾是一种以腹痛腹泻、里急后重，便下赤白脓血为主要表现，
具有传染性的疾病。王损庵认为，种种痢疾，总由湿热入胃；朱丹
溪论述痢疾的病因以"湿热为本"。故饮食不洁或感受时邪疫毒，湿
热并重，壅遏肠胃，发为赤白痢疾。如若热胜于湿，伤胃之血分，
成为赤痢；湿胜于热，伤胃之气分，而为白痢。对于痢疾的治疗，
当遵循刘河间治痢之法"调气则后重自除，行血则便脓自愈"，这是
治疗痢疾的基本原则。芍药汤调气行血，为治痢之总方，适用于热
偏重之痢疾；寒湿为患之痢疾，宜用平胃散加干姜、泽泻、猪苓和
木香。痢疾初起出现发热不停，是病情极端严重的征象，不适合使
用治疗痢疾的常用方剂，此时有汗可用桂枝汤，无汗用葛根汤，以
鼓邪外出，如此体表疏通，体内邪气则可驱除。清代医家喻嘉言在
《医门法律》一书中，对痢疾有深入研究，而且在其另一著作《寓意
草》中，补充了《金匮要略》治疗痢疾的不足之处，记载有麻黄附
子细辛汤和人参败毒散等解表类方剂治疗痢疾的经验。

三、概说

痢疾是以腹痛腹泻，里急后重，排赤白脓血便为主要临床表现
的具有传染性的肠道疾病。痢疾，古代亦称"下利"、"肠澼"、"滞
下"等，含有肠腑"闭滞不利"的意思。本病为最常见的肠道传染
病之一，一年四季均可发病，但以夏秋季节为最多，可散在发生，
也可形成流行，无论男女老幼，对本病"多相染易"，在儿童和老年
患者中，常因急骤发病，高热惊厥，厥脱昏迷而导致死亡，故须积
极防治。

（一）诊断依据

1. 以腹痛，里急后重，大便次数增多，下痢赤白粘冻或脓血为主要症状，或伴有不同程度的恶寒、发热等症。

2. 疫毒痢病情严重而病势凶险，以儿童为多见，急骤起病，在腹痛、下痢尚未出现之时，即有高热神疲，四肢厥冷，面色青灰，呼吸浅表，神昏惊厥，而痢下、呕吐并不一定严重；暴痢起病突然，病程短；久痢起病缓慢，反复发作，迁延不愈。

3. 夏秋流行季节发病，发病前有不洁饮食史，或有接触痢疾患者史。

（二）痢疾的分类

根据痢疾的病程长短、虚实、寒热偏重等，将本病分为湿热痢、疫毒痢、寒湿痢、阴虚痢、虚寒痢、休息痢六类。湿热痢和寒湿痢为实证，阴虚痢和虚寒痢属虚证，休息痢常迁延日久不愈，而疫毒痢病势凶险，应及时救治。

（三）相关检查

痢疾相当于西医学中细菌性痢疾、阿米巴痢疾；细菌性食物中毒、溃疡性结肠炎以及放射性结肠炎等出现类似痢疾症状时，也归属本病范畴。临床上可作血常规、大便涂片镜下检查及细菌培养、钡剂灌肠 X 线检查等。急性细菌性痢疾血常规检查可见白细胞及中性粒细胞增多，慢性细菌性痢疾可见轻度贫血。大便常规检查可见大量红细胞、脓细胞，并有巨噬细胞或新鲜大便中发现有阿米巴滋养体、阿米巴包囊；大便或病变部位分泌物培养可有痢疾杆菌生长，或阿米巴培养阳性。钡剂灌肠 X 线检查及直肠、结肠镜检查，提示慢性痢疾、非特异性溃疡性结肠炎或结肠癌、直肠癌等改变。儿童在夏秋季节出现高热惊厥等症，而未排大便时，应清洁灌肠，取便送常规检查和细菌培养。

（四）痢疾的治疗

热痢宜清之，寒痢宜温之，初痢则通之，久痢虚则补之。寒热交错者，清温并用；虚实夹杂者，攻补兼施。祛邪导滞、调气和血和顾护胃气对痢疾的治疗是至关重要的三方面。只有祛除邪气之壅滞，才能恢复肠腑传导之职，避免气血之凝滞，为治本之法。调气和血即是顺畅肠腑凝滞之气血，恢复肠道传送功能，促进损伤之脂膜血络尽早修复，以改善腹痛、里急后重、下痢脓血等临床症状，正如刘河间所说："调气则后重自除，行血则便脓自愈。"痢疾初起，以实证、热证为多见，治宜清热燥湿解毒，用芍药汤治疗。临床治痢之法颇多，而调和气血一法，在多种痢疾证型中皆可应用，赤多者重用血药，白多者重用气药。痢疾初起，兼有表证者，可用人参败毒散或麻黄附子细辛汤使邪气从表而解。寒湿为患者，可用平胃散加减，燥湿运脾兼温里。

各种类型痢疾，始终要把握祛邪与扶正的辨证关系，顾护胃气应贯穿于治疗的全过程。"人以胃气为本，而治痢尤要"，这是由于治疗实证初期、湿热痢、疫毒痢的方药之中，苦寒之品较多，长时间大剂量使用，有损伤胃气之弊。因此，治痢应注意顾护胃气，并贯穿于治痢的始终。

虚证痢疾应扶正祛邪。虚证久痢，虚实错杂，应虚实兼顾，扶正祛邪。中焦气虚，阳气不振者，应温养阳气；阴液亏虚者，应养阴清肠；久痢滑脱者，可佐固脱治疗。

此外，古今学者提出有关治疗痢疾之禁忌，如忌过早补涩，以免关门留寇，病势缠绵不已；忌峻下攻伐，忌分利小便，以免重伤阴津，耗损正气等，都值得临床时参考借鉴。

（五）痢疾的预防

痢疾是一种肠道传染病，采取积极有效的预防措施，对于控制痢疾的传播和流行是十分重要的。有效的方法是切断传染途径：做好水、粪的管理，饮食卫生的管理，消灭苍蝇等。而且要及早发现病人和带菌者，进行隔离和彻底治疗。由于本病多发生于夏秋季节，因此在这两个季节里，应该起居有时，劳逸有度，以避外邪侵袭。另外，药物预防也很有必要。在流行季节，可适当食用生大蒜，可单独生用，每次1~3瓣，每日2~3次，或将大蒜放入菜食中食用。亦可用马齿苋、绿豆适量，煎汤饮用，或马齿苋、陈茶叶共研细末，大蒜捣泥拌和，入糊为丸，如龙眼大小，每次1丸，1日2次，连服7天。

四、常用方剂

芍药汤 《素问病机气宜保命集》

【组成】白芍　当归各二钱半（各7.5g）　黄连　黄芩各一钱二分（各3.5g）　官桂四分（1g）　槟榔一钱（3g）　木香六分（2g）　甘草四分（1g）　大黄一钱（3g）　厚朴一钱，炙（3g）　枳壳一钱（3g）　青皮五分（1.5g）

【用法】水2杯，煎八分，温服（现代用法：水煎温服）。

【功效】清热燥湿，调气和血。

【主治】湿热痢疾。腹痛，便脓血，赤白相兼，里急后重，肛门灼热，小便短赤，舌苔黄腻，脉弦数。

【临床应用】用于痢疾证属湿热壅遏肠道，气滞血瘀。如苔黄而干，热甚伤津者，可去肉桂，加乌梅；如苔腻脉滑，兼有食积，加山楂、神曲以消导；如热毒重者，加白头翁、银花增强解毒之力；如痢下赤多白少，或纯下血痢，加丹皮、地榆凉血止血；小便不利，加滑石、泽泻；大便滞涩难出，虚者，倍当归、芍药，实者，倍大黄；红痢，加川芎、桃仁。

【用药禁忌】痢疾初起有表证者忌用，若素体体虚发生痢疾，不用大黄。

【药理研究】通过对福氏痢疾杆菌试管内抗菌试验和小鼠福氏痢疾杆菌急性感染的预防治疗，发现芍药汤具有明显的抗菌作用和对痢疾的预防作用。

人参败毒散 《小儿药证直诀》

【组成】羌活　独活　前胡　柴胡　川芎　枳壳　茯苓　桔梗　人参各一钱（各3g）　甘草一分（0.3g）

【用法】水2杯，加生姜3片，煎七分服（现代用法：水煎服）。

【功效】调和气血，疏散表邪。

【主治】痢疾初起。腹痛，里急后重，大便脓血，憎寒壮热，头项强痛，肢体酸痛，无汗，鼻塞声重，舌淡苔白，脉浮而按之无力。

【临床应用】用于痢疾初起，由于表邪内陷于里，肠道壅滞，气血失调而成。痢疾之腹痛、便脓血、里急后重甚者，可加白芍、木香以行气和血止痛；噤口痢，下痢，呕逆不食，食入则吐，加仓米，名仓廪汤。陈修园每用此方，加陈仓米四钱（12g），或加黄芩、黄连，屡用屡效。

【用药禁忌】 方中药物多为辛温香燥之品，外感风热及阴虚外感者，均忌用。若时疫、湿温、湿热蕴结肠中而成之痢疾，切不可用。

【药理研究】 人参败毒散对采用伤寒、副伤寒甲、乙菌苗所致兔发热模型有解热作用，对醋酸所致小鼠扭体反应有明显镇痛、抗菌作用。

五、治疗案例

案例1：刘某，男，38岁，于2006年2月就诊。便下赤白黏冻5天，伴腹痛肠鸣，里急后重，发热恶寒，食欲尚可，口苦，肛门灼热，小便短赤，舌苔黄腻，脉滑数。自服诺氟沙星、复方苯乙哌啶等药后症状无明显缓解。查血压120/80mmHg（1mmHg=0.133kPa），神清，精神萎靡，浅表淋巴结无肿大，全身皮肤黏膜无黄染，心肺（-），腹平软，左下腹压痛（+），余处无压痛，反跳痛，肝脾肋下未及，肝肾区无叩痛，莫菲氏征（-），腹水征（-）。血常规检查白细胞 $12.3×10^9$/L，红细胞 $4.5×10^{12}$/L，血红蛋白140g/L，大便检查红细胞（++），白细胞（+++）。电子肠镜检查示乙状结肠、直肠可见广泛充血水肿，伴多处小片状糜烂，糜烂处病理活检示慢性炎症。中医诊断为痢疾，证属湿热痢。西医诊断为菌痢。方用芍药汤加减。芍药20g，黄芩10g，黄连3g，当归10g，甘草6g，木香10g，槟榔6g，大黄10g，官桂5g，白头翁30g，黄柏10g，地榆10g，山楂30g，陈皮10g，枳实10g，神曲20g。服7剂后腹痛、发热恶寒、口苦、里急后重、便下赤白消失，稍有黏液便，每日2~3次，继以上方又服7剂，诉上述不适症状均消失，查血常规正常，大便常规正常，1个月后随诊未再复发，复查肠镜示正常肠黏膜。［周莉.芍药汤加减治疗细菌性痢疾65例［J］.实用中医药杂志.2010，26（4）：233］

案例2：周某，男，25岁，1995年6月13日就诊。主诉：恶寒发热，无汗，腹痛，解白冻大便1天。患者白天进荤腥，晚上纳凉，半夜后憎寒壮热无汗，全身疼痛，腹阵痛，早晨起解白黏液大便8次，里急后重，胸脘痞闷，泛恶，舌苔白腻，脉浮数，审因结合脉症，仍属痢疾夹表寒实证。拟方疏表散寒，化湿导滞，用荆防败毒散加减：荆芥 10g，防风 10g，苍术 10g，羌活 10g，川厚朴 5g，枳壳 10g，陈皮 10g，茯苓 10g，法半夏 10g，甘草 4g。连服 2 剂，汗出热退，全身诸证悉减，每日解大便 2~3 次。原方加木香 6g，黄连 6g，再服 3 剂而愈。[张鸿林.人参败毒散加减临床治验举隅［J］.安徽中医临床杂志.1998，10（2）：111]

心腹痛胸痹

一、原文

心胃疼　有九种　辨虚实　明轻重　痛不通　气血壅　通不痛　调和奉　一虫痛　乌梅圆　二注痛　苏合研　三气痛　香苏专　四血痛　失笑先　五悸痛　妙香诠　六食痛　平胃煎　七饮痛　二陈咽　八冷痛　理中全　九热痛　金铃痊　腹中痛　照诸篇　金匮法　可回天　诸方论　要拳拳　又胸痹　非偶然　薤白酒　妙转旋　虚寒者　建中填

二、阐释

心胃部的疼痛，依据病因分类有九种。在临证治疗时，需辨明疼痛性质的寒、热、虚、实，以及疼痛的轻重缓急。疼痛的产生，中医学认为气血壅塞不通是其基本的病机，如果气血通畅，则不会发生疼痛，所以治疗心胃痛的基本原则是调和气血。九种疼痛中，第一种是虫痛，是指胃肠中因有寄生虫（主要是蛔虫）的窜扰而引起的疼痛。此种疼痛时发时止，以唇舌上见有白色小斑点、饮食之后疼痛加重为其症状特点，此外还可见内热烦躁、呕吐蛔虫、粪便中可见蛔虫。用乌梅丸驱除蛔虫。第二种是注痛，是指由于邪气突然注入而发生的疼痛。注痛往往具有突然发生的特性，伴有神志不清、脉来不整等症状。用苏合香丸开窍醒神。第三种疼痛是气痛，是由于大怒或者情志不畅而致气机阻滞引起的疼痛。以胸腹部攻撑作痛，游走不定为症状特征。用香苏饮加延胡索或七气汤治疗。第四种疼痛是血痛，是瘀血内停而导致的疼痛。瘀血作痛以痛如刀割为疼痛的特征，伴有胸腹积块，大便色黑，脉涩等症状。用桃核承气汤或失笑散治疗。第五种疼痛是悸痛，属于虚性疼痛，疼痛时发时止，痛时喜按，进食可以暂时缓解疼痛，脉虚弱。用妙香散或理中汤加肉桂、木香治疗。第六种疼痛是食痛，是饮食积滞内停而导致的疼痛。若疼痛时感觉有物扛起，可用平胃散加山楂、麦芽治疗；若是因酒食所致，可用平胃散加葛根、砂仁治疗。总之，食痛的治疗原则是病之初用吐法，病久宜用下法治疗。第七种疼痛是饮痛，是水饮之邪内停引起的疼痛。症见胃脘疼痛，时吐清水痰涎，或胁下有水声。用二陈汤加白术、泽泻治疗，严重者可用十枣汤攻逐痰饮以治标。第八种疼痛是冷痛，症见心痛彻背，手足厥冷，通身冷汗，气微力弱，脉细。用理中汤加附子、肉桂治疗，若兼呕吐者，可用吴茱萸汤治疗。第九种是热痛，症见胃脘部灼热疼痛，发热烦躁，脉数。用金铃子散治疗，若热甚者，可用清热泻火药如黄连、栀子等治疗。《金匮要略》中有关心腹痛理论和治疗方药的记载，与上述有相似之处，可以遵从之。如用理中汤、附子粳米汤治疗虚寒性腹痛，厚朴三物汤、厚朴七物汤、大黄附子汤治疗腹痛实证，用当归生姜羊肉汤治疗寒疝等。此外，《金匮要略》一书中还记载了胸痹用瓜蒌薤白白酒汤、或加半夏或加枳实、薤白桂枝汤之类治疗，虚寒性胸痹用大建中汤治疗。

三、概说

心腹痛胸痹相当于现代中医学中三个疾病，分别是胃痛、腹痛和胸痹。

胃痛又称胃脘痛，是由于胃气阻滞，胃络瘀阻，胃失所养，不通则痛导致的一种消化系统疾病，以上腹胃脘部近心窝处经常发生疼痛为主症。西医学中急、慢性胃炎，胃、十二指肠溃疡病，胃癌以及胃神经官能症等均属本病范畴。

腹痛是指胃脘以下，耻骨毛际以上部位发生疼痛为主要表现的一种消化系统疾病。多种原因导致脏腑气机不利，经脉气血阻滞，脏腑经络失养，皆可引起腹痛。相当于西医学中胰腺炎、阑尾炎、肠道寄生虫病、出血性坏死性肠炎、肠系膜淋巴炎等疾病。文献中的"脐腹痛"、"小腹痛"、"少腹痛"、"环脐而痛"、"绕脐痛"等，均属本病范畴。腹痛为临床常见的病证，各地皆有，四季皆可发生。

胸痹心痛是心脏本身病损所致的一种病证，是由于正气亏虚，饮食、情志、寒邪等因素综合致病所引起的，以膻中或左胸部发作性憋闷、疼痛为主要临床表现。轻者偶发短暂轻微的胸部沉闷或隐痛，或为发作性膻中或左胸含糊不清的不适感；重者疼痛剧烈，或呈压榨样绞痛。常伴有心悸，气短，呼吸不畅，甚至喘促，惊恐不安，面色苍白，冷汗自出等。多由劳累、饱餐、寒冷及情绪激动而诱发，亦可无明显诱因或安静时发病。相当于西医学中冠状动脉粥样硬化性心脏病、心肌梗死引起的心绞痛等疾病。胸痹心痛是威胁中老年人生命健康的重要心系病证之一，随着现代社会生活方式及饮食结构的改变，发病有逐渐增加的趋势，因而本病越来越引起人们的重视。

（一）诊断依据

1. 胃痛

（1）上腹胃脘部近心窝处发生疼痛及压痛。

（2）常伴有食欲不振，胃脘痞闷胀满，恶心呕吐，吞酸嘈杂，嗳气吐腐等胃气失和的症状。

（3）多有反复发作病史，发病前可有明显的诱因，如饮食不节，情志不遂，劳累，受寒等。

2. 腹痛

（1）胃脘部以下，耻骨毛际以上部位发生疼痛。

（2）腹痛常伴有腹胀，矢气，大便性状改变等腹疾症状。

（3）需要与其他内科疾病中的腹痛相鉴别。如痢疾虽有腹痛，但以里急后重，下痢赤白脓血为特征；积聚虽有腹痛，但以腹中有包块为特征，而腹痛则以腹痛为特征，鉴别不难。但若这些内科疾病以腹痛为首发症状时，仍应注意鉴别，必要时应作有关检查。

（4）需要与外科腹痛相鉴别。外科腹痛多先腹痛后发热，其热势逐渐加重，疼痛剧烈，痛处固定，压痛明显，伴有腹肌紧张和反跳痛，血象常明显升高，经内科正确治疗，病情不能缓解，甚至逐渐加重者，多为外科腹痛。而内科腹痛常先发热后腹痛，疼痛不剧，压痛不明显，痛无定处，腹部柔软，血象多无明显升高，经内科正确治疗，病情可逐渐得到缓解和控制。

（5）若为女性患者，还需要与妇科腹痛相鉴别。妇科腹痛部位多发生在小腹，与经、带、胎、产有关，伴有诸如痛经、流产、异位妊娠、输卵管破裂等经、带、胎、产的异常。若疑为妇科腹痛，应及时进行妇科检查，以明确鉴别诊断。

3. 胸痹

（1）左侧胸膺或膻中处突发憋闷而痛，疼痛性质为灼痛、绞痛、闷痛、刺痛、隐痛或含糊不清的不适感等。疼痛常可窜及肩背、前臂、咽喉、胃脘部等，甚者可沿手少阴、手厥阴经循行部位窜至中指或小指，常伴有心悸，气短，自汗出等症状。

（2）突然发病，时作时止，反复发作。严重者，疼痛剧烈，持续时间长，达 30 分钟以上，含化硝酸甘油片后难以缓解，可伴有面色苍白，汗出肢冷，甚至可发生心衰、猝死等危重证候。轻者，疼痛持续时间短暂，一般几秒至数十分钟，经休息或服药后可迅速缓解。

（3）多见于 40 岁以上，常因情志波动，寒冷刺激，饱餐之后，劳累过度等而诱发。亦有无明显诱因或安静时发病者。

（二）心腹痛胸痹的分类

1. 胃痛：根据胃痛性质和发病原因，将本病分为寒邪客胃、饮食伤胃、肝气犯胃、湿热中阻、瘀血停胃、胃阴亏耗和脾胃虚寒七种证型。

2. 腹痛：根据腹痛的成因，可将本病分为寒邪内阻、湿热壅滞、饮食积滞、肝郁气滞、瘀血内停和中虚脏寒六种证型。

3. 胸痹：根据邪气性质与脏腑气血阴阳的虚实，胸痹分为心血瘀阻、阴寒凝滞、痰浊内阻、痰瘀交阻、气阴两虚、心肾阴虚、心肾阳虚、心阳欲脱和气虚血瘀九种类型。

（三）相关检查

1. 胃痛：上消化道 X 线钡餐透视、纤维胃镜及病理组织学等检查，显示胃、十二指肠黏膜炎症、溃疡等病变。

2. 腹痛：相关部位的 X 线检查、纤维胃镜或肠镜检查、B 超检查和大便常规检查有助于鉴别诊断。

3. 胸痹：心电图是本病诊断的必备的常规检查。冠心病心绞痛发作时，心电图检查可见以 R 波为主的导联上 ST 段压低，T 波平坦或倒置，但是变异型心绞痛患者可见相关导联 ST 段抬高。心电图检查无改变的患者或发作不典型者，必要时可作运动负荷试验心电图和动态心电图。休息时心电图明显心肌缺血，心电图运动试验阳性，有助于诊断。

（四）心腹痛胸痹的治疗

1. 胃痛：胃痛的治疗，以理气和胃为基本原则。按照中医治疗痛证"通则不痛"之说，治疗本病旨在疏通气机，恢复胃腑和顺通降之性，从而达到止痛的目的。同时必须审证求因，辨证施治。胃痛属实者，治以祛邪为主，根据寒凝、食停、气滞、郁热、血瘀、湿热之不同，分别用温胃散寒、消食导滞、疏肝理气、泄热和胃、活血化瘀、清热化湿诸法，如理中汤、吴茱萸汤、大建中汤、香苏散、失笑散、丹参饮等均可依证使用；属虚者，治以扶正为主，根据虚寒、阴虚之异，分别用温中益气、养阴益胃之法。虚实并见者，则扶正祛邪之法兼而用之。

2. 腹痛：治疗腹痛，以"通"为大法，正如《医学真传》谓："夫通则不痛，理也。但通之之法，各有不同，调气以和血，调血以和气，通也；下逆者使之上行，中结者使之旁达，亦通也；虚者助之以通，寒者温之以通，无非通之之法也。若必以下泄为通，则妄矣。"腹痛以"通"为治疗大法，系据腹痛痛则不通，通则不痛的病理生理而制定的。肠腑以通为顺，以降为和，肠腑病变而用通利，因势利导，使邪有出路，腑气得通，腹痛自止。常用方剂如厚朴三物汤、厚朴七物汤等。但通常所说的治疗腹痛的通法，属广义的"通"，并非单指攻下通利，而是在辨明寒热虚实而辨证用药的基础上适当辅以理气、活血、通阳等疏导之法，如配合香苏散、桃核承气汤、附子粳米汤，标本兼治。

3. 胸痹：胸痹是一急危重症，治疗当遵循"急则治标，缓则治本"的原则。同时本病又是本虚标实，虚实夹杂之证。发作期以标实为主，缓解期以本虚为主是胸痹的病机特点。发作期，针对标实之气滞、血瘀、寒凝、痰浊，采用理气、活血、散寒、化痰之法，尤重活血通络、理气化痰，如桃核承气汤和瓜蒌薤白白酒汤；缓解期，权衡心之气血阴阳之不足，有无兼见他脏之亏虚，以补虚为主，治以益气、温阳、养阴之法，如当归生姜羊肉汤。祛邪与补虚的目的都在于使心脉气血流畅，通则不痛，故活血通络法在不同的证型中可视病情，随证配合，如丹参饮、金铃子散均可配合使用。同时，在胸痹心痛的治疗中，尤其在真心痛的治疗时，在发病的前三四天内，警惕并预防脱证的发生，对减少死亡率，提高治愈率更为重要。

（五）心腹痛胸痹的预防

1. 胃痛：胃痛的发病，多与精神情志不遂和饮食不节有关，故要重视生活调摄。首先要养成有规律的生活和饮食习惯。饮食以少食多餐，营养丰富，清淡易消化为原则，不宜饮酒及过食生冷、辛辣食物，切忌粗硬饮食，暴饮暴食，或饥饱无常，尽量避免浓茶、咖啡等诱发因素。其次应保持乐观的情绪，避免忧思恼怒及情绪紧张。还需注意劳逸结合，避免过度劳累。病情较重时，需适当休息，这样可减轻胃痛和减少胃痛发作。

2. 腹痛：腹痛预防的关键是饮食有节，寒温适宜，调畅情志。忌暴饮暴食，忌食生冷不洁食物，宜进食易消化、富有营养的食物，尽量少食辛辣、油腻之品。而且要养成良好的习惯，饭前洗手，细嚼慢咽，饭后不宜立即参加体育运动。

3. 胸痹：胸痹的预防需要注意的是调畅情志，饮食起居有节，寒温适宜。情志异常可导致脏腑功能失调，气血紊乱，与本病的发生关系较为密切。《灵枢》云："悲哀愁忧则心动。"后世进而认为"七情之由作心痛"，故预防本病必须重视精神调摄，平素养性怡情，避免过于激动或喜怒忧思无度等精神刺激，保持心情平静愉快。气候的寒温变化对本病的发病亦有明显影响，《诸病源候论》记载："心痛者，风凉邪气乘于心也。"故本病慎起居，适寒温，注意防寒保暖，特别在立冬或冬至节气前后，更需避免寒冷刺激，同时居处必须保持安静、通风，不宜过度劳累。饮食调摄方面，不宜过食肥甘和刺激性食物，应戒烟，少饮酒，宜低盐饮食，多吃水果及富含纤维食物，保持大便通畅，饮食宜清淡，食勿过饱。缓解期要注意适当休息，坚持力所能及的活动，做到动中有静，保证充足的睡眠。

四、常用方剂

乌梅丸 《伤寒论》

【组成】 乌梅三百枚 (480g)　　细辛六两 (180g)　　干姜十两 (300g)

黄连十六两（480g）　当归四两（120g）　附子六两,炮去皮（180g）　蜀椒四两, 出汗（120g）　桂枝六两, 去皮（180g）　人参六两（180g）　黄柏六两（180g）

【用法】 上 10 味, 异捣筛, 合治之。以苦酒渍乌梅一宿, 去核, 蒸之 5 斗米下, 饭熟, 捣成泥, 和药令相得, 内臼中, 与蜜杵 2000 下, 丸如梧桐子大, 每服 10 丸, 食前以饮送下, 日 3 服, 稍加至 20 丸。禁生冷、滑物、臭食等（现代用法：乌梅用 50%醋浸一宿, 去核捣烂, 和入余药捣匀, 烘干或晒干, 研末, 加蜜制丸, 每服 9g, 日服 2~3 次, 空腹温开水送下。亦可作汤剂, 水煎服, 用量按原方比例酌减）。

【功效】 温脏安蛔。

【主治】 蛔厥证。脘腹阵痛, 烦闷呕吐, 时发时止, 得食则吐, 甚则吐蛔, 手足厥冷。或久泻久痢。

【临床应用】 本方以安蛔为主, 杀虫之力较弱, 临床运用时可酌加使君子、苦楝根皮、榧子、槟榔等以增强驱虫作用。若热重者, 可去附子、干姜；寒重者, 可减黄连、黄柏；口苦, 心下疼热甚者, 重用乌梅、黄连, 并加川楝子、白芍；无虚者, 可去人参、当归；呕吐者, 可加吴茱萸、半夏；大便不通者, 可加大黄、槟榔。

【用药禁忌】 蛔虫腹痛证属湿热为患者, 不宜使用本方。

【药理研究】 溃疡性结肠炎大鼠经乌梅丸治疗, 病变结肠黏膜上皮表面的微绒毛基本完整, 细胞质内线粒体丰富, 形态尚完整, 基质尚均匀, 肠腺杯状细胞内黏原颗粒较丰富, 并向腺腔排出, 呈现明显修复好转趋势。本方还可上调抗炎细胞因子如白细胞介素-10, 下调促炎细胞因子如白细胞介素-6 和白细胞介素-8, 从而使溃疡性结肠炎大鼠免疫功能恢复正常。

苏合香丸 《太平惠民和剂局方》

【组成】 白术　夜明砂研　麝香　诃梨勒皮　香附子中白　沉香重者　青木香　丁香　安息香　白檀香　荜茇上者　犀角各一两（各 30g）薰陆香　苏合香　龙脑香各半两（各 15g）

【用法】 上为极细末, 炼蜜为丸, 如梧桐子大。腊月合之。藏于密器中，勿令泄气。每朝用 4 丸，取井花水于净器中研破服。老小每碎一丸服之，另取一丸如弹丸，蜡纸裹，绯袋盛，当心带之。冷水暖水，临时斟量（现代用法：以上 15 味，除苏合香、麝香、冰片、水牛角浓缩粉外，朱砂水飞成极细粉；其余安息香等十味粉碎成细粉；将麝香、冰片、水牛角浓缩粉研细，与上述粉末配研，过筛，混匀。再将苏合香炖化，加适量炼蜜与水制成蜜丸，低温干燥；或加适量炼蜜制成大蜜丸。口服，1 次 1 丸，小儿酌减，1 日 1~2 次，温开水送服。昏迷不能口服者，可鼻饲给药）。

【功效】芳香开窍，行气止痛。

【主治】注痛。心腹猝痛，甚则昏厥，突然昏倒，牙关紧闭，不省人事，苔白，脉迟。

【临床应用】用于心腹痛证属寒凝气滞。若鬼注不去者，宜虎骨、鹿茸、羚羊角、龙骨各三钱，以羊肉汤煎，入麝香少许服。

【用药禁忌】本方药物辛香走窜，有损胎气，孕妇慎用。

香苏饮 《时方妙用》

【组成】香附二钱，制研 (6g)　紫苏叶三钱 (9g)　陈皮　甘草各一钱 (3g)

【用法】加生姜 5 片，水 2 杯，煎八分服（现代用法：加生姜 5 片，水煎服）。

【功效】理气止痛，疏风散寒。

【主治】气痛兼外感风寒。脘腹疼痛，胸脘痞闷，不思饮食，恶寒发热，舌淡苔薄白，脉浮。

【临床应用】用于心腹胸痛证属气机阻滞，兼外感风寒。若心痛，加延胡索二钱 (6g)，酒一盏；兼见手足不温，可加附子、干姜；肝胃气滞较甚，疼痛严重者，可加青皮、厚朴；兼见神疲乏力，可加黄芪；内停湿浊，胸满苔腻者，加苍术、木香。

【用药禁忌】本方药轻力薄，若腹痛剧烈，或伴有畏寒发热、呕血、黑便等症状，以及外感风寒表实重证，均不宜使用本方。

七气汤（四七汤）《太平惠民和剂局方》

【组成】半夏　厚朴　茯苓各三钱（各9g）　紫苏叶一钱（3g）

【用法】加生姜3片，水2杯，煎八分服（现代用法：加生姜3片，水煎服）。

【功效】行气降逆，化痰散结。

【主治】七情郁逆。胸脘痞闷疼痛，咽喉之间如有物阻，状如破絮，或如梅核，咳不出，咽不下，或痰涎壅盛，上气喘急，或呕逆恶心，舌苔白润或白滑，脉弦缓或弦滑。

【临床应用】用于心腹胸痛证属七情郁逆。若气郁较甚者，可酌加香附、郁金助行气解郁之功；胁肋疼痛者，酌加川楝子、延胡索以疏肝理气止痛；咽痛者，酌加玄参、桔梗以解毒散结，宣肺利咽。

【用药禁忌】方中多辛温枯燥之品，仅适宜于痰气互结而无热者。若见颧红口苦、舌红少苔属于气郁化火，阴伤津少者，不宜使用本方。

【药理研究】七气汤在药物组成上与半夏厚朴汤相同，故药理作用可以相互参考。半夏厚朴汤具有促进在体小鼠胃排空和小肠推进功能的作用；又可预防急性应激性胃溃疡，与其改善中枢神经传导、改善不良应激引起的中枢神经功能紊乱有关。

百合汤《时方歌括》

【组成】百合一两（30g）　乌药三钱（9g）

【用法】水2杯，煎八分服（现代用法：水煎服）。

【功效】养阴清心，行气止痛。

【主治】心痛。心胸或脘腹胀痛，虚烦惊悸，失眠多梦，舌红苔白，脉弦。亦治气痛。

【临床应用】用于心痛证属素体阴虚，气机阻滞。若兼痰浊内阻，可合用瓜蒌薤白半夏汤；若兼瘀血内停，可合用血府逐瘀汤；若气阴两虚，可合用生脉散。

【用药禁忌】本方药少力轻，若属胸痹重证当配合其他方剂使用。

【药理研究】方中百合能显著增加戊巴比妥钠的睡眠时间及刻下

剂量的睡眠率，具有明显的镇静作用，对强的松龙所致的肾上腺皮质功能衰竭起显著性的保护作用，对异丙肾上腺素所致心肌耗氧增加，能延长缺氧时间。乌药对心肌有兴奋作用，其挥发油内服有兴奋心肌、加速回流循环、升压及发汗作用，亦有兴奋大脑皮质、促进呼吸作用。

失笑散 《太平惠民和剂局方》

【组成】五灵脂醋炒　蒲黄各一两（各30g）

【用法】共研末。每服3钱（9g），以醋汤送下，日2服（现代用法：共为末，每服6~9g，用醋冲服；亦可每日取8~12g，用纱布包煎，作汤剂服）。

【功效】活血祛瘀，散结止痛。

【主治】瘀血停滞证。心胸或脘腹刺痛，或产后恶露不行，或月经不调，少腹急痛等。

【临床应用】用于心腹胸痛证属瘀血停滞。若瘀血甚者，可酌加当归、赤芍、川芎、桃仁、红花、丹参等以加强活血祛瘀之力；若兼见血虚者，可合四物汤同用，以增强养血调经之功；若疼痛较剧者，可加乳香、没药、延胡索等以化瘀止痛；兼气滞者，可加香附、川楝子，或配合金铃子散以行气止痛；兼寒者，加炮姜、艾叶、小茴香等以温经散寒。

【用药禁忌】孕妇忌用。五灵脂易败胃，脾胃虚弱者慎用。

【药理研究】方中五灵脂、蒲黄均能扩张血管，降低血管阻力，增加血流量，五灵脂又可缓解平滑肌痉挛，故可改善血液循环，同时，蒲黄煎剂又能促进血凝，缩短出血与凝血时间，故本方既活血又止血。本方对于促进冠状动脉血液循环尤为明显。

桃仁承气汤 《伤寒论》

【组成】桂枝二钱（6g）　桃仁十七枚，去皮尖（12g）　大黄四钱（12g）芒硝七分（2g）　甘草七分（2g）

【用法】水2杯，煎八分，去滓，入硝二沸，温服（现代用法：作汤剂，水煎前4味，冲芒硝服）。

【功效】泻热逐瘀。

【主治】下焦蓄血证。少腹急结，小便自利，其人如狂，甚则谵语烦躁，至夜发热，以及血瘀经闭，痛经，脉沉实而涩。

【临床应用】用于心腹痛证属瘀热停于下焦。若见妇人血瘀经闭、痛经等症，常配合四物汤同用；如兼气滞者，酌加香附、乌药、枳实、青皮、木香等以理气止痛；对跌打损伤，瘀血停留，疼痛不已者，加赤芍、当归尾、红花、苏木、三七等以活血祛瘀止痛；兼见火旺而血郁于上之吐血、衄血，可以本方釜底抽薪，引血下行，并可酌加生地、丹皮、栀子等以清热凉血。

【用药禁忌】本方为破血下瘀之剂，孕妇忌用，体虚者慎用。

【药理研究】桃仁承气汤可明显抑制血小板形成、血小板黏附，降低血黏度、血胆固醇、纤维蛋白原和血糖，促进肠道蠕动，提高排尿率，改善肾脏微循环，提高肾小球滤过率，进而改善肾脏功能。本方还对机体的特异性和非特异性免疫功能均有增强作用。

丹参饮《时方歌括》

【组成】丹参一两 (30g)　白檀香要真者极香的切片　砂仁各一钱 (3g)

【用法】水 2 杯，煎八分服 (现代用法：水煎温服)。

【功效】活血祛瘀，行气止痛。

【主治】血瘀气滞之心胃诸痛。

【临床应用】用于心腹胸痛，由血瘀气滞，互结于心胃所致。若瘀重痛甚者，可加郁金、乳香助祛瘀止痛；若胁肋少腹疼痛者，可加延胡索、川楝子以活血舒肝止痛；若兼气虚乏力食少者，可加黄芪、炙甘草以益气补虚。

【用药禁忌】本方药性偏寒，气血瘀阻兼寒者慎用。

【药理研究】丹参饮使急性心肌缺血大鼠心肌梗死范围减小，有效地抑制心肌细胞坏死及凋亡，减轻心肌细胞损伤，对缺血心肌有保护作用。

妙香散《太平惠民和剂局方》

【组成】怀山药二两 (60g)　茯苓　茯神　龙骨　远志　人参各一

两（各30g）　桔梗五钱（15g）　木香三钱（9g）　甘草一两（30g）　麝香一钱（3g）　朱砂二钱（6g）

【用法】共为末。每服三钱（9g），莲子汤调下（现代用法：共为细末，每服9g，莲子汤送服）。

【功效】补益气血，安神镇心。

【主治】心脾气虚，心神烦乱。头目眩晕，心胸疼痛，善惊易恐，虚烦少寐，夜多盗汗，饮食无味，舌淡苔薄白，脉细弱。

【临床应用】用于心痛证属心脾气虚。若失眠不寐，可加酸枣仁养血安神；若心阴不足，胸闷隐痛，合生脉散或炙甘草汤；若气虚乏力，加黄芪、白术以益气健脾。

【用药禁忌】胸痹证属心阳欲脱、痰浊内阻或痰瘀交阻者，不宜使用本方。

平胃散《太平惠民和剂局方》

【组成】苍术　厚朴炒　陈皮各二钱（各6g）　甘草一钱（3g）

【用法】加生姜5片，水2杯，煎八分服（现代用法：加生姜5片，水煎服）。

【功效】燥湿运脾，行气和胃。

【主治】一切食积腹痛。脘腹胀满疼痛，不思饮食，口淡无味，恶心呕吐，嗳气吞酸，肢体沉重，怠惰嗜卧，常多自利，舌苔白腻而厚，脉缓。

【临床应用】用于腹痛由一切饮食停滞所致。若肉积，加山楂；若面积，加麦芽、莱菔子；若谷积，加谷芽；若酒积，加葛根、砂仁；若食积较重者，可加枳实、槟榔；苔黄脉数者，可加黄连、黄芩；大便秘结者，可加大黄；兼脾虚者，可加白术。

【用药禁忌】本方苦辛温燥，易耗伤阴血，失血过多或孕妇不宜使用，素体阴亏者忌用。

【药理研究】平胃散能提高湿滞脾胃证大鼠血清中胃动素和胃泌素的分泌，是其促进胃肠动力作用的可能机制之一。而且本方能使湿滞脾胃证大鼠大肠内容物乳酸杆菌数量增高，大肠埃希菌数量下降，具有恢复肠道生物屏障紊乱的作用。

二陈汤 《太平惠民和剂局方》

【组成】陈皮一钱五分 (4.5g)　半夏　茯苓各三钱 (各9g)　炙甘草一钱 (3g)

【用法】加生姜3片，水3杯，煎七分服 (现代用法：加生姜3片，水煎服)。

【功效】燥湿化痰，理气和中。

【主治】湿痰内盛。胸膈痞闷，脘腹胀痛，恶心呕吐，咳嗽痰多，色白不易咳，肢体倦怠，不欲饮食，舌苔白腻，脉弦滑。

【临床应用】用于心腹疼痛，由痰湿壅盛，气机受阻所致。若气滞明显，疼痛较重者，可加木香、砂仁以行气止痛；若湿痰较重，可加苍术、厚朴以增燥湿化痰之力；若兼夹寒邪，可加干姜、附子以温里散寒。

【用药禁忌】本方药性偏于温燥，心腹痛证属湿热壅滞或痰热内盛者，不宜使用。

【药理研究】二陈汤能够改善高脂血症状态，也能降低肝细胞色素酶CYP2E1活性，防治因此而导致的过氧化损伤过程，发挥治疗非酒精性脂肪肝的作用。实验表明，本方具有一定的抗衰老作用。

理中汤 《伤寒论》

【组成】人参　干姜　甘草炙　白术各三两 (各9g)

【用法】以四物依两数切，用水八升，煮取3升，去滓，温服1升，日3服 (现代用法：水煎服)。

【功效】温中祛寒，补气健脾。

【主治】中焦虚寒之心腹胸痛。脘腹冷痛，喜温喜按，呕吐下利，腹满食少，口不渴，舌淡苔白，脉沉细或沉迟。

【临床应用】用于心腹胸痛证属中阳不足，阴寒内盛。若虚寒甚者，可加附子、肉桂以增强温阳祛寒之力；呕吐甚者，可加生姜、半夏降逆和胃止呕；下利甚者，可加茯苓、白扁豆健脾渗湿止泻；阳虚失血者，可将干姜易为炮姜，加艾叶、灶心土温涩止血；胸痹，可加薤白、桂枝、枳实振奋胸阳，舒畅气机。

【用药禁忌】湿热内蕴中焦或脾胃阴虚者禁用。

【药理研究】理中汤具有抑制实验性溃疡发生，改善胃肠道运动功能，止泻作用。

吴茱萸汤 《伤寒论》

【组成】吴茱萸二钱五分，汤泡 (7.5g)　人参一钱五分 (4.5g)　大枣五枚 (3g)　生姜三钱，切片 (9g)

【用法】水 2 杯，煎八分，温服（现代用法：水煎，温服）。

【功效】温肝暖胃，降逆止呕。

【主治】肝胃虚寒，浊阴上逆证。食谷欲呕，或呕吐酸水，或干呕，或吐清涎冷沫，胸满脘痛，巅顶头痛，畏寒肢凉，甚则伴手足逆冷，大便泄泻，烦躁不宁，舌淡苔白滑，脉沉弦或迟。

【临床应用】用于腹痛证属肝胃虚寒。肝胃虚寒重证，可加干姜、小茴香等温里祛寒；若呕吐较甚者，可加半夏、陈皮、砂仁等以增强和胃止呕之力；头痛较甚者，可加川芎以加强止痛之功。

【用药禁忌】湿热壅滞而导致的腹痛、胃痛均禁用本方。

【药理研究】用水煎醇沉法制备的吴茱萸汤注射液为 α-受体、β-受体混合兴奋剂，能改善休克、心衰，改善衰竭的肾功能；对失血失液、气随血脱、阳随阴亡的气虚阳脱型厥脱证（包括休克）确有一定的回阳固脱之功。其强心、升压、调节和改善微循环的作用可能是其药理基础。本方还具有抑制肠运动，解除肠运动亢进，促进肠吸收的作用。

金铃子散 《太平圣惠方》

【组成】金铃子去核　延胡索各二两，研末 (各60g)

【用法】每服三钱 (9g)，黄酒送下（现代用法：为末，每服 6~9g，酒或开水送下。亦可作汤剂，水煎服，用量按原方比例酌定）。

【功效】疏肝清热，活血止痛。

【主治】肝郁化火证。胸腹胁肋诸痛，时发时止，口苦，或痛经，或疝气痛，舌红苔黄，脉弦数。

【临床应用】用于心腹胸痛，由肝气郁滞，气郁化火而致。兼肝阴不足，舌红少苔者，可加白芍、枸杞子以养阴柔肝；妇女气滞血瘀而痛经者，可加当归、益母草、香附以活血行气，调经止痛；少腹气滞疝痛者，加乌药、青皮、橘核、荔枝核以行气散结止痛。

【用药禁忌】若肝气郁滞属寒者，则不宜单独使用本方；孕妇慎用。

【药理研究】金铃子散能明显减少小鼠醋酸所致扭体反应次数，提高小鼠痛阈值，具有良好的镇痛作用。本方对大鼠足肿胀、小鼠耳肿胀有显著抑制作用，表明其有明显的抗炎作用。金铃子散能明显减少气囊炎性渗液中前列腺素 E_2、白细胞介素-6、氧化亚氮水平，其抗炎作用机制部分与此有关。

厚朴三物汤 《金匮要略》

【组成】厚朴四钱（12g）　大黄二钱（6g）　枳实一钱五分（4.5g）

【用法】水2杯，煎八分，温服（现代用法：水煎温服）。

【功效】行气通便。

【主治】气滞腹痛。腹痛拒按，脘腹痞满，大便秘结。

【临床应用】用于心腹疼痛由气机阻滞引起。若兼气虚者，宜加人参以补气；兼阴津不足者，宜加玄参、生地等以滋阴润燥。

【用药禁忌】湿热及热结引起的心腹疼痛，不宜使用本方。

【药理研究】本方能增强小鼠的肠推进作用，具有明显促进小鼠的胃排空作用。

厚朴七物汤 《金匮要略》

【组成】厚朴四钱（12g）　大黄二钱（6g）　枳实一钱五分（4.5g）　桂枝　甘草各一钱五分（各4.5g）　生姜二钱五分（7.5g）　大枣五枚（3g）

【用法】水2杯，煎八分服（现代用法：水煎服）。

【功效】行气除满，解肌发表。

【主治】表证未罢，阳明腑实已成。脘腹痞满，腹痛拒按，饮食如常，脉浮而数。

【临床应用】用于心腹疼痛证属表邪未解，邪气入里成实。若兼呕吐，加半夏一钱（3g）；若寒重者，加生姜一钱五分（4.5g）；若下利，去大黄。

【用药禁忌】寒实腹痛或虚寒性腹痛，禁用本方。

【药理研究】本方能增强小鼠的肠推进作用，具有明显促进小鼠的胃排空作用。

附子粳米汤 《金匮要略》

【组成】附子二钱，制 (6g)　　半夏四钱 (12g)　　炙甘草一钱 (3g)
粳米五钱，布包 (15g)　　大枣一枚 (2g)

【用法】水 2 杯，煎八分，温服，日夜作 3 服（现代用法：水煎温服）。

【功效】温中散寒，化饮降逆。

【主治】脾胃虚寒，水湿内停证。脘腹疼痛，肠鸣，胸胁逆满，呕吐食少，或吐涎沫，腹中雷鸣有水声，肢体困重，乏力，舌质淡，苔白滑，脉沉紧。

【临床应用】用于腹痛证属寒凝气滞。若怠惰嗜卧，常多自利，加苍术、茯苓以祛湿健脾；若脘腹胀满，湿阻气滞者，加陈皮、木香、砂仁等以理气和中；寒若湿较重者，宜加干姜、草豆蔻以温化寒湿。

【用药禁忌】湿热及热结引起的心腹疼痛，禁用本方。

【药理研究】附子粳米汤的水煎液，对家兔的离体肠管有明显的兴奋作用，阿托品对这种兴奋作用无明显影响，其兴奋作用可能与M 受体无关。本方煎液小量时对离体蛙心有明显的兴奋作用，加大剂量后则使整个心脏抑制，停止跳动。

大黄附子汤 《金匮要略》

【组成】大黄　附子各二钱 (各6g)　　细辛一钱 (3g)

【用法】水 2 杯，煎八分服（现代用法：水煎服）。

【功效】温里散寒，通便止痛。

【主治】寒实积滞证。便秘腹痛，胁下偏痛，发热，手足不温，舌苔白腻，脉弦紧。

【临床应用】用于腹痛由寒实内结、阳气不运而致。腹痛甚，喜温，加肉桂温里祛寒止痛；气滞腹胀，可加厚朴、木香以行气导滞；

体虚或积滞较轻，可用制大黄，以减缓泻下之功；如体虚较甚，加党参、当归以益气养血。

【用药禁忌】使用时大黄用量一般不超过附子。服用本方后，若大便通利，则为好转，若药后仍大便不通，腹痛，反见呕吐、肢冷、脉细，为病情恶化之象，应予以密切注意。

【药理研究】大黄附子汤可以增强机体抗缺氧、抗应激能力，减少动物整体耗氧量，增加心肌细胞耐缺氧能力，提高脑组织对缺血的耐受力，降低脑组织耗氧量。本方又能增强肠运动能力，可使寒积便秘型小鼠排便时间明显缩短，排便量明显增多，量效成正相关。此外本方还具有体温调节作用。

当归生姜羊肉汤《金匮要略》

【组成】当归七钱五分 (22.5g)　生姜一两二钱五分 (37.5g)　羊肉四两，去筋膜，用药戥秤方准 (120g)

【用法】水5杯，煎取2杯，温服1杯，1日2服（现代用法：水煎温服）。

【功效】温肝养血，散寒止痛。

【主治】1. 肝血虚寒疝证。胁下及腹部牵引疼痛，得按或温熨则减，手足筋脉麻木不仁或疼痛，遇寒则增，爪甲不荣，舌淡苔白，脉沉弦而涩。

2. 产后血虚寒客证。腹痛剧烈，甚则牵引胸胁，遇寒则攻冲作痛，面色不华，肌肤不荣，头晕目眩，舌淡，苔白，脉细弱。

【临床应用】用于肝血虚寒疝腹痛，或妇女产后血虚寒客腹痛。若寒甚腹部冷痛者，加生姜五钱 (15g)；痛多而呕者，加橘皮五钱 (15g)，白术二钱五分 (7.5g)；若血虚重，面色无华，脉细明显，可加大枣益气养血。

【用药禁忌】本方药轻力薄，服用无效时，或血虚寒疝及产后血虚寒凝重证，当令求他方；寒凝气滞疝气疼痛或产后腹痛属瘀热证者，不宜使用本方。

【药理研究】方中当归对子宫具有"双向性"调节作用。其挥发性成分对子宫呈抑制作用，使子宫节律性收缩减少；非挥发性成分对子宫有兴奋作用，使子宫收缩加强。本方还具有抗炎、镇痛、抗贫血、抗维生素 E 缺乏等作用。

瓜蒌薤白白酒汤 《金匮要略》

【组成】瓜蒌连皮子捣，五钱 (15g)　　薤白如干者，用三钱，生者用六钱 (干者9g，生者用18g)

【用法】白酒 3 杯，煎八分服（现代用法：加米酒适量，水煎服）。

【功效】通阳散结，行气祛痰。

【主治】痰阻气滞之胸痹。胸中闷痛，甚至胸痛彻背，喘息咳唾，短气，舌苔白腻，脉沉弦或紧。

【临床应用】用于胸痹心痛证属胸阳不振，痰阻气滞。若胸痹不得卧，心痛彻背者，加半夏二钱 (6g)，名瓜蒌薤白半夏汤。若寒重者，可酌加干姜、附子以助通阳散寒之力；气滞重者，可加重厚朴、枳实用量以助理气行滞之力；痰浊重者，可酌加半夏、茯苓以助消痰之力。

【用药禁忌】阳虚气弱之胸痹，不宜单用本方。

【药理研究】瓜蒌薤白白酒汤可直接松弛血管平滑肌，降低外周血管阻力，改善血液循环；可明显延长正常小鼠和异丙肾上腺素所致心肌缺氧小鼠的常压缺氧生存时间；能明显抑制心脏、减弱心肌收缩力和减慢心率；对垂体后叶素引起的大白鼠和家兔心电图波高耸有缓解作用，表明其对垂体后叶素引致的动物心肌缺血和心脏有保护作用；此外本方还能抑制血小板聚集，降低全血比黏度，加快红细胞电泳。

大建中汤 《金匮要略》

【组成】川椒二钱，微炒出汗 (6g)　　干姜四钱 (12g)　　人参三钱 (9g)

【用法】水 2 盅，煎 1 盅，去滓，入胶饴四钱 (12g)，煎取八分，温服。如一炊顷，可食热粥半碗（现代用法：水煎煮，再入胶饴煎煮，温服）。

【功效】温中散寒，降逆止痛。

【主治】虚寒腹痛。心胸中大寒痛，呕而不能饮食，腹中寒，上冲皮起，见有头足，上下痛而不可接近，舌苔白滑，脉细紧，甚则肢厥脉伏。

【临床应用】用于心腹痛证属中阳虚衰，阴寒内盛。气滞较重，腹痛胀满者，可加厚朴、砂仁；阳虚较甚，身恶寒者，可加附子、肉桂；胃气不降呕吐者，可加半夏、生姜；寒凝经脉，肢冷脉伏者，可加桂枝、细辛；蛔虫腹痛者，可减少饴糖用量，加乌梅、槟榔、苦楝根皮；疝气疼痛属寒凝气滞者，可加乌药、小茴香、青皮。

【用药禁忌】方中蜀椒辛热有毒，炒去汗，可减轻其毒性，用量一般不宜过大。

【药理研究】体外实验显示，大建中汤对豚鼠胃及大肠平滑肌有浓度依赖性舒张及收缩作用，即抑制胃收缩，对肠梗阻以上的消化管有减压作用，促进中、下部肠梗阻狭窄部位以下的消化管蠕动，从而对麻痹性及粘连性肠梗阻起到治疗作用。本方是治疗大白鼠脾阳虚所致腹痛的有效方剂，其镇痛机理与显著降低脾阳虚大鼠血中氧化亚氮含量，升高脾阳虚大鼠血中 β-内啡肽含量密切相关。

五、治疗案例

案例 1：赵某，男，32 岁，1997 年 6 月 10 日诊。胃脘疼痛 3 年余，加重 1 月。得暖则舒，着凉加重，吐酸水，嗳气，肠鸣辘辘，食欲不振，头晕乏力，四肢不温，大便溏薄，小便正常。舌淡红苔白微腻，脉沉弦。血压 13/10kPa，心率 72 次/分，心律齐，各瓣膜听诊区未闻病理性杂音，两肺呼吸音清，肝脾不及，腹软，无包块。血常规（-），尿常规（-），正常心电图。纤维胃镜示：十二指肠球部溃疡，浅表性胃炎。彩超示：肝、胆、脾、胰未见占位病变。中医诊断：胃脘痛。辨为脾胃虚寒，胃膜损伤。拟温中培土，益气护膜法治之。七气汤加味：人参（另煎）8g，法半夏 10g，桂心 8g，炒白术 15g，炒苍术 10g，茯苓 15g，贝母 10g，白及 12g，陈皮 10g，禹余粮 10g，炒薏苡仁 30g，乌贼骨（先煎）15g，白豆蔻（后下）5g，甘草 6g，生姜 5 片为引。水煎服，每日 1 剂，连服 5 剂。二诊：脘痛明显减轻，不吞酸，无呕恶，饮食增加，四肢转温，二便调匀，舌淡红苔薄白，脉弦细。上方加木香 10g 再进 5 剂。此方加减续服月余，访 1 年未复发。[刘玉材. 七气汤临证应用 2 则 [J]. 南京中医药大学学报（自然科学版）. 1999, 15 (4)：209]

案例 2：贾某，男，82 岁，2003 年 11 月 21 日初诊。胃脘疼痛，呈刺痛，日轻夜重，大便干燥漆黑，不思饮食，舌红有瘀斑苔薄黄，脉弦涩。诊断为胃脘痛。辨证为瘀热互结。治以下瘀泻热，通络止痛。方用桃核承气汤。桃仁 20g，芒硝 10g，大黄 12g（酒炒），桂枝 10g，木香 12g，砂仁 6g（后下），生蒲黄 15g（布包），五灵脂 15g，石斛 15g，沙参 20g，生甘草 5g。2 剂，第 1 次加水 1200mL，取汁 300mL，第 2 次、第 3 次分别加水 1000mL，各取汁 300mL，将芒硝同 3 次所取药汁混匀后，分 3 次口服。服 2 天后胃脘疼痛明显减轻，大便通畅、色渐转黄，食欲渐增，舌质红见有瘀点苔薄黄，脉弦。上方芒硝用量减半，5 剂，煎法服法同前。服药后胃脘疼痛基本消失，大便通畅色黄，食欲恢复，舌淡红苔薄白。上方去芒硝，再服 5 剂，煎法服法同前，服药后诸证消失，随访未复发。[刘东. 桃核承气汤治疗胃脘痛 26 例 [J]. 实用中医药杂志. 2010, 26 (5)：312]

案例 3：王某，男，48 岁，长清县人，1994 年 11 月 11 日初诊。阵发性腹痛 1 天。缘患者昨日上午开始阵发腹痛，且感到气在腹内窜行，腹胀肠鸣，腹部稍膨胀，恶心呕吐，已 3 天未排大便。患者对青霉素过敏，在当地服中药，乃寒下之剂，服后旋即呕吐出来。来本院就诊后腹痛及恶心呕吐均未减，亦无排便排气，且腹胀加重，端坐气促，不能平卧，全腹膨隆，肠音亢进，检查时可见膨胀的肠型。血常规及体温均正常，X 线腹部摄片可见小肠与结肠腔皆有液平面存在。舌淡红、苔白腻，脉弦。此乃气结型肠梗阻，治宜行气通腑，方用厚朴三物汤加味。处方：厚朴 30g，莱菔子、大黄（后下）各 15g，枳实 12g，桃仁、木香各 10g。2 剂，水煎服，每日 1 剂，分 2 次服。13 日复诊：服药后没呕吐，第 1 剂排气较多，大便 2 次，排出硬矢量多，腹胀、腹痛、恶心呕吐等症均减。服第 2 剂后仍排气多，大便日行 4 次，先结后稀，腹胀、腹痛大减，恶心呕吐止，能进饮食，舌苔薄腻，脉弦。方已对症，仍守方去莱菔子、桃仁、木香，加陈皮、延胡索各 10g。2 剂，水煎服，每日 1 剂，分 2 次服。15 日三诊：日排稀便 3 次，腹痛、腹胀均消失，有饥饿感，舌苔薄白，脉弦。停中药予以逍遥丸 1 盒善后，嘱无反复不需复诊。［刘德义.厚朴三物汤治气结肠梗阻验案 2 则［J］.新中医.1997，29（9）：54］

案例 4：黄某，男，55 岁，干部。患胸膺闷痛，心悸 3 年，每至暑季病情加重。1982 年 7 月初住院。病人喜食肥甘厚味，身体虚胖，面色无华，近半月来胸闷气短，心中闭塞之感日益加重，稍有劳累或情绪紧张则显刺痛，平素头昏失眠，饮食尚可，二便自调。1979 年经心电图等检查，诊断为冠心病。脉细弱，舌质淡苔白腻。观其脉证系心阳不宣之胸痹，故宗通阳宣痹之法。选瓜蒌薤白白酒汤加味治之，药用瓜蒌 15g，薤白 10g，桂枝 5g，枳壳 10g，厚朴 6g，法半夏 10g，白豆蔻 3g，茯苓 12g，陈醋一酒杯，同煎。连服 7 剂，胸背刺痛日渐缓解，次数减少，苔由白腻变薄。病已见退，继将上方去厚朴、白豆蔻，加丹皮 12g，赤芍 10g。守方 20 剂，诸证消失，再用温胆汤合酸枣仁汤化裁善后。随访，至秋季未见病复发。［涂用宏.瓜蒌薤白白酒汤临床运用举隅［J］.湖北中医杂志.1990，12（2）：16］

隔食反胃

一、原文

隔食病　津液干　胃脘闭　谷食难　时贤法　左归餐　胃阴展贲门宽　启膈饮　理一般　推至理　冲脉干　大半夏　加蜜安金匮秘　仔细看　若反胃　实可叹　朝暮吐　分别看　乏火化　属虚寒　吴萸饮　独附丸　六君类　俱神丹

二、阐释

隔食病是食物被阻隔于膈上，不能下入胃肠的一种疾病，其产生的原因与津液干枯有关。《内经》中记载："饮食不下，膈塞不通，邪在胃脘。"故本病的产生是胃脘闭塞，导致饮食难于下咽。近代名医对本病的治疗，多采用滋阴之法，如明代张景岳之左归饮加减。赵养葵用大剂量六味汤治疗，高鼓峰以六味汤加生地、当归治疗，杨乘六用左归饮去茯苓加当归、生地，此皆滋阴法。也有用启膈饮和胃养阴来治疗本病的。胃阴充盛，则胃的上口贲门宽展，食

ffff

物即可通下。张石顽认为：膈咽之间，交通之气不得降者，皆冲脉上行，逆气所作也。因此隔食的发病还与冲脉之气上逆有关。冲脉不治，取之阳明。仲景用大半夏汤加白蜜治疗本病，既降冲脉之逆，又滋润胃燥。反胃是指食物能够入胃，但入而反出的一种病证。反胃有朝食暮吐，暮食朝吐等症状，当与隔食区别开来。王太仆云：食不得入，是有火也。食入反出，是无火也。因此反胃是由于胃中火气衰弱，不能消化食物，是属于虚寒性的疾病，应该用补火助阳的方剂来治疗，如吴茱萸汤、独附丸、六君子汤加姜附、附子理中汤等，均具有一定疗效。

三、概说

隔食反胃包括噎膈和反胃两种中医病证。

噎膈，又称噎塞、膈噎，是由于食管、贲门狭窄，或食管干涩所致的以吞咽食物梗塞不顺，甚则食物不能下咽到胃，食入即吐为主要临床表现的一类病证。噎即噎塞，指吞咽食物时梗噎不顺；膈即格拒，指食管阻塞，食物不能下咽到胃，食入即吐。噎属噎膈之轻证，可以单独为病，亦可为膈的前驱表现，故临床统称为噎膈。本病发病年龄段较高，多发于中老年男性，目前尚属难治之证。西医学中食管癌、贲门癌、贲门痉挛、食管炎以及弥漫性食管痉挛等疾病，出现吞咽困难等表现时，可参考本病辨证论治。

反胃系指饮食入胃之后，宿食停胃，经过良久，胃气上逆引起的以食后胃脘胀满，朝食暮吐，暮食朝吐，宿谷不化，吐后转舒为临床特征的一种病证。西医学中的幽门痉挛、梗阻，可参考本病辨证论治。

（一）诊断依据

1. 噎膈

（1）以吞咽食物梗塞不顺，食物在食管内有停滞感，甚则不能下咽到胃，或食入即吐为主要症状。

（2）常伴有胃脘不适，胸膈疼痛，或胸骨后及背部肩胛区持续性钝痛，甚则形体消瘦，肌肤甲错，精神衰惫等症。

（3）起病缓慢，常表现为由噎至膈的病变过程，常由饮食不节、情志不畅、进食发霉食物等因素诱发，多发于中老年男性。

2. 反胃

（1）以宿食不化，朝食暮吐，暮食朝吐为主要症状。

（2）常伴有胃脘痞胀，或疼痛，食后尤甚，大便不调，神疲乏力等症状。

（3）起病缓慢，常由饮食不当，饥饱失常，嗜食生冷，七情忧郁，思虑过度等因素诱发。

（二）隔食反胃的分类

1. 噎膈：根据发病的标本虚实，可分为痰气交阻、瘀血内结、津亏热结、气虚阳微四种证型。

2. 反胃：由于脾胃受伤，中焦阳气不振，不能腐熟水谷，饮食入胃，逆而向上所致，故以脾胃虚寒证型为多见。

（三）相关检查

1. 噎膈：食管、胃的 X 线检查，内镜及病理组织学检查，食管脱落细胞检查以及 CT 检查等有助于早期诊断。

2. 反胃：胃的 X 线检查、内镜及病理组织学检查、盐水负荷试验检查等有助于本病的诊断。

（四）隔食反胃的治疗

1. 噎膈：依据噎膈的病机，其治疗原则为理气开郁，化痰消瘀，滋阴养血润燥，分清标本虚实而治。初期治疗以治标实为主，以理气开郁，化痰消瘀为法，并少佐滋阴养血润燥之品；后期治疗以扶正补虚为主，以滋阴养血润燥，或益气温阳为法，也可少佐理气开郁，化痰消瘀之药。但治标当顾护津液，不可过用辛散香燥之品；治本应注意保护胃气，不宜过用甘酸滋腻之品。存得一分津液，留得一分胃气，在噎膈的辨证论治过程中有着特殊重要的意义。

2. 反胃：反胃与噎膈均有食入复出的症状，但反胃多系脾胃阳虚有寒，饮食能顺利咽下入胃，经久复出。反胃预后多良好。治疗以温中健脾，降逆和胃为主。若反复呕吐，气津两虚，可酌加益气养阴之品；对于日久不愈者，宜配合温补肾阳之法治疗。

（五）隔食反胃的预防

1. 噎膈：养成良好的饮食习惯，保持愉快的心情，为预防之关键。如进食不宜过快，勿食过烫、辛辣、变质、发霉食物，忌饮烈

性酒；多吃新鲜蔬菜、水果；宜进食营养丰富的食物。避免经常性的情志刺激，如忧思愤怒情绪。此外，利用现代检查手段，定期普查。

2. 反胃：养成良好的饮食习惯，保持心情舒畅，亦为本病的预防要点。平素需要注意饮食不可饥饱无常，或嗜食生冷；戒烟酒辛辣等刺激之品；宜进食营养丰富的食物。同时要避免经常性的情志刺激，如忧思愤怒情绪等。

四、常用方剂

左归饮《景岳全书》

【组成】熟地二三钱，或加至一二两 (9~30g)　山药　枸杞子各二钱 (各6g)　炙甘草一钱 (3g)　茯苓一钱半 (4.5g)　山茱萸一二钱 (3~6g)，畏酸者少用之

【用法】以水2盅，煎至七分，食远服（现代用法：水煎服）。

【功效】补益肾阴。

【主治】真阴不足证。食物不能下咽到胃，食入即吐，腰酸遗泄，盗汗，口燥咽干，口渴欲饮，舌尖红，脉细数。

【临床应用】用于隔食证属真阴不足。若肠腑失润，大便干结，坚如羊矢者，可加火麻仁、全瓜蒌以润肠通便；若真阴不足，虚火上炎，见骨蒸潮热者，加麦冬养阴清热。

【用药禁忌】由于瘀血内停或气虚阳微而致的隔食，不宜使用本方。

【药理研究】左归饮可通过提高衰老机体血清白细胞介素-2水平来发挥白细胞介素-2广泛而又重要的免疫活性，加强对胸腺细胞活性的反馈调节，使T细胞增殖能力提高，从而增强细胞免疫应答。

启隔饮《医学心悟》

【组成】川贝母一钱五分，切片不研 (4.5g)　沙参三钱 (9g)　丹参二钱 (6g)　川郁金五分 (1.5g)　干荷蒂三个 (3g)　砂仁壳四分 (1.5g)　杵头糠二钱，布包 (6g)　茯苓一钱五分 (4.5g)　石菖蒲四分 (1.5g)

【用法】水2杯，煎八分服（现代用法：水煎服）。

【功效】理气开郁，润燥化痰。

【主治】噎膈。吞食时自觉食管梗塞不舒，胸膈痞胀隐痛，嗳气则舒，干呕或吐痰涎，或大便艰涩，口干咽燥，形体消瘦，舌红苔白，脉弦细。

【临床应用】用于隔食，由抑郁日久，气郁痰阻所致。若嗳气呕逆明显者，加旋覆花、代赭石以降逆和胃；若泛吐痰涎，加法半夏、陈皮以和胃化痰；若气郁化火，去砂仁，加黄连、栀子、山豆根以清热利咽；若大便不通，加大黄、莱菔子以通腑降浊，利气化痰。

【用药禁忌】瘀血内结、阴津枯槁、或气虚阳微之隔食，不宜使用本方。

大半夏汤 《金匮要略》

【组成】人参二钱 (6g)　　半夏四钱，俗用明矾制者不可用，只用姜水浸二日，一日一换。清水浸三日，一日一换。撼起蒸熟，晒干切片用 (12g)

【用法】长流水入蜜，扬 240 遍，取三杯半，煎七分服（现代用法：加蜜，水煎服）。

【功效】补虚和胃，降逆止呕。

【主治】脾胃虚寒呕逆证。反胃呕吐，朝食暮吐，暮食朝吐，心下硬满，神疲乏力，苔白薄，脉虚缓。

【临床应用】用于反胃证属脾胃虚寒。若胃虚气逆，呕吐甚者，加旋覆花、代赭石降逆止呕；若兼肾阳虚弱，加附子、肉桂以益火之源；若吐甚而气阴耗伤者，加沙参、麦冬以养胃润燥。

【用药禁忌】瘀血内停或津亏热结以及痰气交阻之噎膈，使用本方时，应联合使用其他方剂。

【药理研究】大半夏汤能使化疗致呕家鸽位于肠肌丛及环行肌黏膜下边缘的 Cajal 间质细胞含量升高，以调控胃肠动力；还能纠正胃肌电慢波频率及节律，发挥止呕作用。

吴茱萸汤 《伤寒论》

【组成】吴茱萸二钱五分，汤泡 (7.5g)　　人参一钱五分 (4.5g)　　大枣五枚 (3g)　　生姜三钱，切片 (9g)

【用法】水 2 杯，煎八分，温服（现代用法：水煎温服）。

【功效】温肝暖胃，降逆止呕。

【主治】肝胃虚寒，浊阴上逆证。食谷欲呕，或呕吐酸水，或干呕，或吐清涎冷沫，胸满脘痛，巅顶头痛，畏寒肢凉，甚则伴手足逆冷，大便泄泻，烦躁不宁，舌淡苔白滑，脉沉弦或迟。

【临床应用】用于隔食反胃证属肝胃虚寒。若胃虚气逆，呕吐不止者，加旋覆花、代赭石以和胃降逆；若阳伤及阴，口干咽燥，大便干结者，加石斛、麦冬、沙参以滋养津液；若阳虚明显，精神疲惫，面浮足肿，加附子、肉桂、肉苁蓉以温补肾阳。

【用药禁忌】瘀血内停或津亏热结以及痰气交阻之隔食，不宜使用本方。

【药理研究】实验发现，吴茱萸汤 50%醇洗脱液和 70%醇洗脱液有十分显著的止呕效应，且副作用较小，其作用可能与拮抗 Ach、5-HT、组胺受体有关。

六君子汤《太平惠民和剂局方》

【组成】人参　白术炒　茯苓　半夏各二钱（各6g）　陈皮　炙甘草各一钱（各3g）

【用法】加生姜 5 片，大枣 2 枚，水 2 杯，煎八分服（现代用法：加生姜 5 片，大枣 2 枚，水煎服）。

【功效】益气健脾，燥湿化痰。

【主治】脾胃气虚兼痰湿证。胸脘痞闷，饮食难下，甚则呕逆，面色萎白，语声低微，气短乏力，食少便溏，舌淡苔白，脉虚弱。

【临床应用】用于隔食证属脾虚痰滞。若朝食暮吐，暮食朝吐，是反胃，宜加附子二钱（6g），丁香、藿香、砂仁各一钱（3g）；若胸脘痞闷不舒，痰阻气滞者，可加木香、砂仁以理气和中；若少气怯寒，加黄芪、肉桂以益气温阳。

【用药禁忌】瘀血内停或津亏热结以及痰气交阻之隔食，不宜使用本方。

【药理研究】六君子汤可促进白细胞减少症模型小鼠外周血白细胞、网织红细胞、骨髓有核细胞数、淋巴细胞转化指数、肿瘤坏死因子、白介素-6 活性的恢复和升高，提示本方有显著改善机体免疫功能和刺激骨髓造血功能的作用。

附子理中汤 《三因极一病证方论》

【组成】人参　干姜　甘草炙　白术　附子各三钱 (各9g)

【用法】上锉散，每服四大钱，水一盏半，煎至七分，去滓服，不拘时候 (现代用法：水煎服)。

【功效】温阳祛寒，益气健脾。

【主治】脾胃虚寒，风冷相乘。心痛，霍乱，呕吐，下利。

【临床应用】用于隔食反胃证属脾胃虚寒，风冷相乘。若朝食暮吐，暮食朝吐，是反胃，加茯苓四钱 (12g)，甘草减半；若胃虚气逆，呕吐不止者，加半夏、生姜以和胃降逆；寒湿下注，下利较重者，可加茯苓、薏苡仁以健脾止泻。

【用药禁忌】瘀血内停或津亏热结以及痰气交阻之隔食，不宜使用本方。

【药理研究】附子理中汤可以提高脾阳虚模型小鼠骨骼肌解偶联蛋白 3 含量及其 mRNA 表达，通过解偶联过程，抑制 ATP 的合成，促进 ATP 的分解从而增加产热达到温阳的效果。

三一承气汤 《宣明论方》

【组成】大黄　芒硝　甘草　厚朴　枳实各一钱 (各3g)

【用法】水 2 杯，煎八分服 (现代用法：水煎服)。

【功效】攻积泻热。

【主治】邪热与积滞互结。烦渴谵妄，心下按之硬痛，小便赤涩，大便秘结，舌红苔黄，脉沉实。

【临床应用】用于隔食证属邪热与积滞互结。若兼阴津不足者，宜加玄参、生地等以滋阴润燥；若至夜发热，舌质紫，脉沉涩，加桃仁、赤芍、当归以活血祛瘀。

【用药禁忌】气虚阳微或瘀血内停之隔食以及中焦虚寒之反胃，均不宜使用本方。

五、治疗案例

案例1：储某，女，58 岁，1999 年 5 月 24 日初诊。近半年来每三五天偶发进食时发噎，每噎，即不能再进食，只得空腹一餐。先后服药数十剂，均无效验，逐渐加重，继觉吞咽有梗阻感，胸骨后轻微疼痛，有时发噎必吐出食物，并挟有泡沫黏液，形体消瘦，舌质淡白，少苔。方药：半夏 10g，生晒参 8g，蜂蜜 50g。日服 2~3 次，连服 15 天，据述服药 5 天后，进食顺利，未发噎；服药 15 天后，食欲渐旺，面色红润。尔后，每以前方隔三五日进服，持续年余，体重增加，康复如初，现一切正常。[王业龙.大半夏汤治疗噎膈 2 例 [J].河南中医.2004, 24（5）：12]

案例 2：李某，男，14 岁，1987 年 12 月 10 日诊。患者间断呕吐十天，近几天因气候寒冷呕吐加重，几乎每食后即吐，早晚为甚，自感脘腹胀气，吐后觉舒，神疲乏力，面色晦暗，西医诊为：幽门痉挛。屡用解痉镇吐西药和健脾理气和胃之剂治疗不效，苔白舌淡，脉细缓。证乃脾胃虚寒，浊阴上逆之胃反证。治宜温胃健脾，降逆止呕。处方：吴茱萸 15g，太子参 30g，生姜 20g，大枣、半夏、干姜、白术各 12g，每日 1 剂，服 2 剂后稍见平复，未再呕吐食物，尚觉干呕，时呕清水，续本上方 3 剂，其症悉除。[梅和平.吴茱萸汤临床运用一得 [J].光明中医.2008, 23（11）：1775]

气 喘

一、原文

喘促症 治分门 鲁莽辈 只贞元 阴霾盛 龙雷奔 实喘者 痰饮援 葶苈饮 十枣汤 青龙辈 撤其藩 虚喘者 补而温 桂苓类 肾气论 平冲逆 泄奔豚 真武剂 治其源 金水母 主诸坤 六君子 妙难言 他标剂 忘本根

二、阐释

喘促，是呼吸气急的表现，在治疗上应辨明虚实，分别而治之。一些粗心鲁莽之人，一概而论，只知道用贞元饮治疗。贞元饮是用治血虚而气无所依附之喘证的方剂，喘证多属饮病，饮为阴邪，方中熟地过于滋腻，从而导致体内阴寒水气太盛，肾中虚火上浮，元气有上脱之危险。治疗喘证当分虚实。实证之喘促，是由痰饮内停导致的，可以用葶苈大枣泻肺汤、十枣汤治疗。若体内有水饮内停，外有风寒束表，可以用小青龙汤解表散寒，温肺化饮。虚证之喘促，症见气急喘促，不能接续，脉虚细无力。用补益肺肾和温化痰饮之法治疗，有时以温为补，有时当以补为温，应视情况而定。宜用肾气丸和桂苓术甘汤。若冲气上逆，用小半夏加茯苓汤温降水饮；奔豚气上冲心，用茯苓桂枝甘草大枣汤温散寒邪，平冲降逆；虚喘之证，其标在肺，其本在肾，故用真武汤温阳利水，为治虚寒性气喘的治本之剂。肺属金而主上，肾属水而主下，肺金生肾水，故肺乃肾之母，然而肺金又为脾土所生，所以通过补益脾胃之法治疗气喘可以取得意想不到的效果，如六君子汤加五味子、干姜、细辛，为治喘之神剂。此外，尚有黑锡丹可镇纳元气，为喘证必用之剂。

三、概说

气喘即喘息，属喘证。喘证是指由于外感或内伤，导致肺失宣降，肺气上逆或气无所主，肾失摄纳，产生以呼吸困难，甚则张口抬肩，鼻翼翕动，不能平卧等为主要临床特征的一种病证。严重者可由喘致脱，出现喘脱之危重证候。喘病是一种常见病证，也可见于多种急、慢性疾病过程中。

（一）诊断依据

1. 以喘促短气，呼吸困难，甚至张口抬肩，鼻翼翕动，不能平卧，口唇发绀为特征。但临床表现轻重不一，轻者仅见呼吸迫促，呼气吸气深长，一般尚能平卧；重者可见鼻翼翕动，张口抬肩，端坐呼吸，面唇发绀等。

2. 多有慢性咳嗽、哮病、肺痨、心悸等病史，每遇外感及劳累而诱发。

3. 双肺可闻及干湿性啰音或哮鸣音。

（二）气喘的分类

气喘有虚实之分。实喘根据感受外邪的性质不同，分为风寒壅肺、表寒肺热、痰热郁肺、痰浊阻肺和肺气郁痹五种证型；虚喘根据病位分为肺虚气耗和肾虚不纳两种证型。

（三）相关检查

实验室检查支持引起呼吸困难、喘促的西医有关疾病的诊断，如肺部感染做血常规检查，有血白细胞总数及中性粒细胞升高，或胸部 X 线检查有肺纹增多或有片状阴影等依据。胸部 X 线及 CT 检查、心电图检查，还可鉴别喘证出现的原因是肺源性的，还是心源性的。

（四）气喘的治疗

喘证的治疗当分清虚实。实喘治在肺，以祛邪利气为主。应区别寒、热、痰、气的不同，分别采用温化宣肺、清化肃肺、祛痰理气等法。虚喘治在肺肾，以肾为主，以培补摄纳为主。针对脏腑病机，采用补肺、健脾、益肾之法；区别阴阳亏虚，采用温阳、益气、养阴、固脱等法。虚实夹杂，下虚上实者，当分清主次，权衡标本，适当处理。而且喘病多由其他疾病发展而来，积极治疗原发病，是阻断病势发展、提高临床疗效的关键。

（五）气喘的预防

平素应慎风寒，适寒温，防治感受外邪诱发本病；饮食宜清淡，忌食辛辣刺激及甜黏肥腻之品，戒烟酒；因情志可致喘，故尤须调畅情志，怡情悦志，避免不良刺激；加强体育锻炼，增强体质，提高机体的抗病能力等有助于预防喘病的发生，但需要依据个人体质适量活动，不宜过度疲劳。

四、常用方剂

苏子降气汤 《备急千金要方》

【组成】紫苏子二钱，微炒（6g）　前胡　当归　半夏　陈皮　厚朴各一钱（各3g）　沉香　炙甘草各五分（各1.5g）

【用法】加生姜 3 片，大枣 2 枚，水 2 杯，煎八分服（现代用法：加生姜 3 片，大枣 2 枚，水煎服）。

【功效】降气平喘，祛痰止咳。

【主治】上实下虚之喘咳证。痰涎壅盛，喘咳短气，胸膈满闷；或腰疼脚弱，肢体倦怠；或肢体水肿，舌苔白滑或白腻，脉弦滑。

【临床应用】用于喘证属痰涎壅肺，肾阳不足。若痰涎壅盛，喘咳气逆难卧者，可酌加沉香以加强其降气平喘之功；兼表证者，可酌加麻黄、杏仁以宣肺平喘，疏散外邪；兼气虚者，可酌加人参等益气。

【用药禁忌】本方药性偏温燥，以降气祛痰为主，对于肺肾阴虚的喘咳以及肺热痰喘之证，均不宜使用。

【药理研究】苏子降气汤能显著降低哮喘大鼠吸入组胺溶液后出现的气道高反应性，并明显改善哮喘大鼠肺组织病理形态学改变，其作用机制与苏子降气汤抑制气道炎症及改善气道重塑有关。

葶苈大枣泻肺汤 《金匮要略》

【组成】葶苈子隔纸炒研如泥，二钱二分 (6.6g)

【用法】水一杯半，大枣 12 枚，煎七分，入葶苈子服之（现代用法：水煎服）。

【功效】泻肺行水，下气清痰。

【主治】支饮热证。痰涎壅盛，胸膈胀满，咳嗽喘促，舌红，无苔或黄苔，脉弦。

【临床应用】用于喘证属痰热郁肺。若身热，加石膏清肺热；若喘甚痰多，黏稠色黄，可加鱼腥草、冬瓜仁、薏苡仁，清泄肺热，化痰泄浊；腑气不通，痰壅便秘，加瓜蒌仁、大黄或芒硝以通腑清肺。

【用药禁忌】由于本方药少力轻，故用于治疗喘证时，常与其他方剂配合使用。

【药理研究】葶苈大枣泻肺汤合用真武汤可以明显提高心脏左室射血功能，同时也明显降低了心力衰竭患者的脑利钠肽前体水平，对其心脏功能有明显改善作用。

十枣汤 《伤寒论》

【组成】大戟　芫花炒　甘遂各等分，研末

【用法】用大枣 10 枚，水 2 杯，煎七分，去滓，入药方寸匕约有七分服。次早当下，未下，再一服。服后体虚，以稀粥调养（现代用法：上 3 味等分为末，或装入胶囊，每服 0.5~1.0g，每日 1 次，以大枣 10 枚煎汤送服，清晨空腹服。得快下利后，糜粥自养）。

【功效】攻逐水饮。

【主治】悬饮。咳唾胸胁引痛，心下痞硬胀满，干呕短气，头痛目眩，或胸背掣痛不得息，舌苔滑，脉沉弦。

【临床应用】用于悬饮停于胸胁之喘证。渗出性胸膜炎、结核性胸膜炎以喘为主要临床表现时均可使用本方治疗。

【用药禁忌】本方作用峻猛，只可暂用，不宜久服。若精神胃纳俱好，而水饮未尽去者，可再投本方；若泻后精神疲乏，食欲减退，则宜暂停攻逐；若患者体虚邪实，又非攻不可者，可用本方与健脾补益剂交替使用，或先攻后补，或先补后攻。使用本方应注意四点：一是三药为散，大枣煎汤送服；二是于清晨空腹服用，从小量开始，以免量大下多伤正，若服后下少，次日加量；三是服药得快利后，宜食糜粥以保养脾胃；四是年老体弱者慎用，孕妇忌服。

【药理研究】十枣汤具有促进渗出性胸膜炎患者胸腔积液吸收的作用。

小青龙汤《伤寒论》

【组成】麻黄去节，三两 (9g)　　　芍药三两 (9g)　　　细辛三两 (9g)　　　干姜三两 (9g)　　　甘草炙，三两 (9g)　　　桂枝去皮，三两 (9g)　　　半夏洗，半升 (9g)　　　五味子半升 (9g)

【用法】上8味，以水一斗，先煮麻黄，减2升，去上沫，内诸药，煮取3升，去滓，温服1升（现代用法：水煎，温服）。

【功效】解表散寒，温肺化饮。

【主治】外寒内饮证。恶寒发热，无汗，头身疼痛，喘咳，痰涎清稀而量多，胸痞，或干呕，或痰饮喘咳，不得平卧，或身体疼重，头面四肢水肿，舌苔白滑，脉浮。

【临床应用】用于喘证属饮停于内，外感风寒。若外寒证轻者，可去桂枝，麻黄改用炙麻黄；兼有热象而出现烦躁者，加生石膏、黄芩以清郁热；兼喉中痰鸣，加杏仁、射干、款冬花以化痰降气平喘；若鼻塞，清涕多者，加辛夷、苍耳子以宣通鼻窍；兼水肿者，加茯苓、猪苓以利水消肿。

【用药禁忌】本方多温燥之品，故阴虚干咳无痰或痰热证者，不宜使用。

【药理研究】小青龙汤对支气管平滑肌有非特异的解痉作用，从而达到止咳平喘的目的。本方还可增强炎症损伤的神经生长因子的修复功能，从而达到减轻黏膜变应性炎症的作用。

贞元饮 《景岳全书》

【组成】熟地黄五七钱或一二两（15g~60g）　当归身三四钱（9~12g）
炙甘草一二三钱（3~9g）

【用法】水 3~4 杯，煎八分服（现代用法：水煎服）。

【功效】滋阴补血，填精益髓。

【主治】肝肾亏虚之喘证。气短似喘，呼吸急促，提不能升，咽
不能降，气道噎塞，脉微细。

【临床应用】用于肝肾亏虚所致之虚喘。若兼气虚，脉微至极者，
加人参以大补元气；若伴肾阳不足，手足厥冷，加附子、肉桂以温
壮肾阳；若肾虚不纳，加五味子、诃子以敛肺纳气。

【用药禁忌】实喘或喘证之变证阳虚饮逆，不宜使用本方。

苓桂术甘汤 《金匮要略》

【组成】茯苓四钱（12g）　白术　桂枝各二钱（各6g）　炙甘草一钱五
分（4.5g）

【用法】水 2 杯，煎八分服（现代用法：水煎服）。

【功效】温阳化饮，健脾利湿。

【主治】中阳不足之痰饮。胸胁支满，目眩心悸，短气而咳，舌
苔白滑，脉弦滑或沉紧。

【临床应用】用于中阳不足，痰饮阻肺之喘证。咳嗽痰多者，加
半夏、陈皮以燥湿化痰；心下痞或腹中有水声者，可加枳实、生姜
以消痰散水。

【用药禁忌】若痰饮化热，咳喘，痰黄黏稠者，不宜使用本方。

【药理研究】苓桂术甘汤能明显降低慢性心衰大鼠血清血管紧张
素Ⅱ、内皮素-1、肿瘤坏死因子-α 和白细胞介素-1 水平，能阻抑慢
性心衰大鼠心室重构，改善慢性心衰大鼠心脏舒缩性能作用与其抑
制神经内分泌及细胞因子过度表达密切相关。

肾气丸《金匮要略》

【组成】干地黄八两（240g）　山药　山茱萸各四两（各120g）　泽泻　茯苓　牡丹皮各三两（各90g）　桂枝　附子炮，各一两（各30g）

【用法】上为细末，炼蜜和丸，如梧桐子大，酒下15丸（6g），日再服（现代用法：共为末，炼蜜为丸，重3g，每服1丸，温开水送服；亦可作汤剂水煎服，用量按原方比例酌减）。

【功效】补肾助阳。

【主治】肾阳不足证。喘促日久，动则喘甚，呼多吸少，气不得续，腰痛脚软，身半以下常有冷感，少腹拘急，小便不利，或小便反多，入夜尤甚，阳痿早泄，舌淡而胖，脉虚弱，尺部沉细。

【临床应用】用于肾虚不纳之虚喘。方中干地黄，现多用熟地；桂枝改用肉桂，如此效果更好；若脐下筑筑跳动，气从少腹上冲胸咽，为肾失潜纳，加紫石英、磁石、沉香以镇纳之；若喘剧气怯，不能稍动，加人参、五味子、蛤蚧以益气纳肾；若夜尿多者，宜加五味子；小便数多，色白体羸，为真阳亏虚，宜加补骨脂、鹿茸等加强温阳之力。

【用药禁忌】若喘见咽干口燥、舌红少苔属肾阴不足，虚火上炎者，不宜应用。

【药理研究】肾气丸可降低平阳霉素所致肺纤维化大鼠的肺系数，减轻其肺泡炎及纤维化程度。

茯苓甘草大枣汤《伤寒论》

【组成】茯苓六钱（18g）　桂枝　甘草炙，各二钱（各6g）　大枣四枚（6g）

【用法】用甘澜水三杯半，先煎茯苓至2杯，入诸药，煎七分服（现代用法：水煎服）。

【功效】温通心肾，化气行水。

【主治】心阳不振，痰饮内停。心下悸，气喘，脐下跳动不宁，欲作奔豚，小便不利，舌淡苔白润，脉缓濡。

【临床应用】用于心阳虚，下焦水动之气喘。若兼肾阳不足，手足厥冷者，可加附子以温壮肾阳；若咳嗽痰多者，加半夏、陈皮以燥湿化痰。

【用药禁忌】若痰饮化热,咳喘,痰黄黏稠者,不宜使用本方。

【药理研究】茯苓甘草大枣汤在扩张血管、改善微循环的基础上,能够加强利尿效果,减轻心脏前负荷,从而消除肺瘀血与水肿。

真武汤 《伤寒论》

【组成】茯苓　芍药　生姜切,各三两 (各9g)　白术二两 (6g)　附子一枚炮,去皮,破八片 (3g)

【用法】上5味,以水8升,煮取3升,去滓,温服7合,日3服 (现代用法:水煎温服)。

【功效】温阳利水。

【主治】脾肾阳虚,水饮内停证。短气喘促,小便不利,四肢沉重疼痛,水肿,腰以下为甚,或腹痛,泄泻,心下悸,头目眩晕,身瞤动,站立不稳。舌质淡胖,边有齿痕,舌苔白滑,脉沉细。

【临床应用】用于脾肾阳虚,水饮内停之喘证。若咳嗽甚者,可去生姜,加干姜一钱五分 (4.5g),五味子、细辛各一钱 (各3g)。若水寒射肺而咳者,加干姜、细辛温肺化饮,五味子敛肺止咳;阴盛阳衰而下利甚者,去芍药之阴柔,加干姜以助温里散寒;水寒犯胃而呕者,加重生姜用量以和胃降逆,可更加吴茱萸、半夏以助温胃止呕。

【用药禁忌】若痰饮化热,咳喘,痰黄黏稠者,不宜使用本方。

【药理研究】真武汤可以用于治疗和预防肺心病并右心衰。本方还能降低盐酸阿霉素致慢性心衰模型大鼠血清内皮素水平,升高血清降钙素基因相关肽水平,说明真武汤可以调节改善心衰模型大鼠的神经内分泌功能,拮抗过度激活的神经内分泌系统。

黑锡丹 《太平惠民和剂局方》

【组成】沉香　附子炮　胡芦巴　肉桂各一钱 (各3g)　小茴香　补骨脂　肉豆蔻　木香　金铃子去核,各一两 (各30g)　硫黄　黑铅与硫黄炒成砂子,各三两 (各90g)

【用法】上为末,酒煮面糊丸梧子大,阴干,以布袋擦令光莹。

每服四五十丸，姜汤送下（现代用法：每服 3~9g，温开水送下）。

【功效】温壮下元，镇纳浮阳。

【主治】1. 真阳不足，肾不纳气。上气喘促，四肢厥逆，冷汗不止，舌淡苔白，脉沉微。

2. 奔豚。气从小腹上冲胸，胸胁脘腹胀痛，或疝腹痛，肠鸣滑泄，或男子阳痿精冷，女子血海虚寒，月经不调，带下清稀，不孕。

【临床应用】用于真阳不足，肾不纳气，浊阴上泛，上盛下虚，痰壅胸中之喘脱证。若痰涎壅盛，舌苔白腻，可加半夏、陈皮、茯苓以理气化痰；若汗出气逆，加龙骨、牡蛎、山茱萸以敛汗固脱。

【用药禁忌】本品含铅，不宜过量服用，一般用量达 75g，即有中毒表现。若服药后见口渴、咽喉及食道有烧灼感、恶心呕吐、脐腹疼痛，头痛肢麻，或牙龈见铅线等，为铅中毒反应，应及时停用本品。

【药理研究】黑锡丹具有抗过敏、抗炎、刺激皮质激素分泌和增强免疫功能的作用。治疗疾病的疗效与病种有关：支气管哮喘疗效最好，其次为喘息型支气管炎，能使早期肺心病的症状缓解。

五、治疗案例

案例 1：张某，男，75 岁，因反复咳嗽、咳痰、气喘 7 年并加重 3 天入院。患者有 40 余年吸烟史，7 年前开始出现咳嗽、咳痰、气喘等症，以冬季为甚，气候转暖时症状消失，每年发作时间累计超过 3 个月以上，每次发作时自服抗菌消炎及止咳平喘药，症状缓解。本次入院前 3 天，患者因不慎受凉后复发，自服复方甘草片、桂龙咳喘宁、阿莫西林等药，症状不缓解遂来我院就诊。入院时症见：阵发性咳嗽，咳大量白色泡沫痰，气喘，张口抬肩，难以平卧，胸闷，气短，精神差，纳差，小便量少，大便正常，舌质淡，苔薄白，脉细数。查：体温 36.2℃，血压 130/70mmHg，神志清，精神差，急性病容，端坐呼吸，口唇轻度发绀，胸廓呈桶状，呼吸动度增强，语颤减弱，叩诊呈过清音，双肺呼吸音粗，可闻及大量喘鸣音。心脏（-），腹部（-）。胸片提示双肺纹理增粗，透光度增强。入院诊断：中医诊断：喘证（肺肾亏虚，风寒外袭）；西医诊断：①慢性喘息性支气管炎；②阻塞性肺气肿。患者入院后西药常规给予抗感染、缓解支气管痉挛等药物，中药给予苏子降气汤加味宣肺止咳，化痰平喘。方药如下：苏子 9g，陈皮 6g，半夏 9g，当归 9g，前胡 12g，桂枝 9g，炒白芍 12g，杏仁 12g，厚朴 9g，细辛 6g，五味子 6g，僵蚕 9g，甘草 9g，生姜 6g，大枣 3 枚，沙参 15g，瓜蒌 12g，莱菔子 9g，白芥子 3g。经上述中西医结合治疗 5 天后，患者咳嗽、咳痰、气喘等症有所缓解，双肺喘鸣音有所减少，治疗 8 天后，咳嗽、咳痰、气喘等症消失，双肺喘鸣音消失。［李宗青，李喜芹. 苏子降气汤治疗老年慢性喘息性支气管炎 57 例［J］. 甘肃中医. 2010，23（5）：43］

案例 2：彭某，男，28 岁。近 1 年来，行鼻息肉切除术后，每于气候波动时出现呼吸急促，喉中痰鸣如水鸡声，痰多色白质稀多沫，胸膈满闷，甚则夜间不能平卧。胸部 X 光片示：双肺纹理增粗。外周血象：嗜酸性粒细胞 12×10^9/L。西医诊断为过敏性哮喘。经抗炎、平喘治疗，以上症状仍反复发作，故转中医治疗。该患者面色白，舌质淡，苔白滑，脉浮。辨证：素有寒痰，外感风寒。治疗以宣肺散寒，豁痰平喘为法。小青龙汤加味：麻黄、桂枝、半夏、白芍各 9g，细辛、五味子、干姜、甘草各 6g，葶苈子 10g，大枣 5 枚。7 剂后复诊，喘息缓解，痰涎减少，原方去葶苈子、大枣，加红景天 30g，继服 5 剂，诸证消失。［胡瑞，唐方. 小青龙汤治疗过敏性疾患举隅［J］. 陕西中医. 2010，31（6）：745］

血 证

一、原文

血之道　化中焦　本冲任　中溉浇　温肌腠　外逍遥　六淫逼　经道摇　宜表散　麻芍条　七情病　溢如潮　引导法　草姜调　温摄法　理中超　凉泻法　令瘀销　赤豆散　下血标　若黄土　实翘翘　一切血　此方饶

二、阐释

血液是由水谷精微转化的，而水谷精微之化生，则主要靠中焦脾胃的消化和吸收功能，正如《灵枢·决气》中说："中焦受气取汁，变化而赤，是谓血。"血液产生之后，一方面随着冲脉和任脉而流行于经络，在体内发挥营养和滋润全身脏腑组织器官的作用；另一方面，血液散行于脉外而流行于肌表，温养肌腠和皮毛，维持正常的生理功能，不致外邪侵袭。当人体受到风、寒、暑、湿、燥、火六淫之邪的侵袭时，血液流行的常道会受到影响，外伤宜表散，可用李东垣的麻黄人参芍药汤治疗。若七情所伤，即喜、怒、哀、惧、爱、恶、欲内伤五脏，导致出血的疾病，应根据病情的寒热虚实选择不同的治法治疗。如是因阳虚失血，宜用理中丸温补收摄；若火势盛迫血妄行而致的出血，宜用泻心汤凉血泻瘀，不致瘀血留滞不散，积瘀成痨；若无明显寒热之象，还可以用甘草干姜汤以引血归经。至于便血，有近血与远血之分。粪前便血为近血，用《金匮要略》中当归赤小豆散治疗；粪后便血为远血，用《金匮要略》中黄土汤治疗。黄土汤不单能治疗远血，凡吐血、衄血、大便血、小便血、妇人崩漏及血痢日久不止，均可治之。

三、概说

凡由多种原因血液不循常道，或上溢于口鼻诸窍，或下泄于前后二阴，或渗出于肌肤所形成的疾患，统称为血证。也就是说，非生理性的出血性疾患，称为血证。血证在古代文献中又称血病或失血。血证的发生多涉及若干个脏腑组织，是临床极为常见的一类病证。它既可以单独出现，又常伴见其他病证的过程中。根据出血部位的不同，血证分为鼻衄、齿衄、咯血、吐血、便血、尿血、紫斑七种。在西医学呼吸系统疾病、消化系统疾病、泌尿生殖系统疾病和血液系统疾病中，均可见到血证的表现。

（一）诊断依据

1. 鼻衄：以血液自鼻道外溢为主要临床表现，排除因外伤、倒经所致者，均可诊断为鼻衄。

2. 齿衄：以血液自齿龈或齿缝外溢为主要临床表现，且排除外伤所致者，即可诊断为齿衄。

3. 咯血

（1）多有慢性咳嗽、痰喘、肺痨等肺系病证病史。

（2）血由肺、气道而来，经咳嗽而出，以喉痒胸闷，一咯即出，血色鲜红，或夹泡沫，或痰血相兼、痰中带血为主要临床表现。

4. 吐血

（1）常有胃痛、胁痛、黄疸、积聚等宿疾。

（2）发病急骤，吐血前多有恶心、胃脘不适、头晕等症。

（3）血随呕吐而出，常会有食物残渣等胃内容物，血色多为咖啡色或紫暗色，也可为鲜红色，大便色黑如漆，或呈暗红色。

5. 便血

（1）有胃肠道溃疡、炎症、息肉、憩室或肝硬化等病史。

（2）大便色鲜红、暗红或紫暗，甚至大便色黑如柏油样，次数增多。

6. 尿血

（1）有腰痛或肾系疾病病史，或无该病史而突然发作。

（2）以小便中混有血液或夹有血丝，或如浓茶或呈洗肉水样，排尿时无疼痛为主要临床表现。

7. 紫斑

（1）小儿及成人皆可患此病，但以女性为多见。

（2）以肌肤出现青紫斑点，小如针尖，大者融合成片，压之不褪色为主要临床表现。

（3）紫斑多好发于四肢，尤以下肢为甚，常反复发作。

（4）病情严重者，可伴有鼻衄、齿衄、尿血、便血及崩漏。

（二）血证的分类

1. 鼻衄：依据出血的原因，分为热邪犯肺、胃热炽盛、肝火上炎、阴虚火旺、气血亏虚五种证型。

2. 齿衄：依据出血的原因，分为胃火炽盛、阴虚火旺两种证型。

3. 咯血：依据出血的原因，分为燥热伤肺、肝火犯肺、阴虚火旺三种证型。

4. 吐血：依据出血的原因，分为胃热壅盛、肝火犯胃、气虚血溢三种证型。

5. 便血：依据出血的原因，分为肠道湿热、气虚不摄、脾胃虚寒三种证型。

6. 尿血：依据出血的原因，分为下焦热盛、肾虚火旺、脾不统血、肾气不固四种证型。

7. 紫斑：依据出血的原因，分为血热妄行、阴虚火旺、气不摄血三种证型。

（三）相关检查

1. 鼻衄：进行血常规检查，查看红细胞、血红蛋白、白细胞计数及分类和血小板计数有无异常。必要时做骨髓象检查，有助于进一步明确鼻衄的病因。

2. 齿衄：进行血常规检查，查看红细胞、血红蛋白、白细胞计数及分类和血小板计数有无异常。必要时做骨髓象检查，有助于进一步明确齿衄的病因。

3. 咳血：血常规、血液生化检查，如红细胞、血红蛋白、白细胞计数及分类、血沉；痰培养细菌、痰检查抗酸杆菌及脱落细胞，以及胸部 X 线检查、支气管镜检或造影、胸部 CT 等，有助于进一步明确咯血的病因。

4. 吐血：进行血常规检查，查看红细胞、血红蛋白、白细胞计数及分类和血小板计数。呕吐物及大便潜血试验为阳性。纤维胃镜、上消化道钡餐造影、B 型超声波等检查，可进一步明确引起吐血的病因。

5. 便血：进行血常规检查，查看红细胞、血红蛋白、白细胞计数及分类和血小板计数。大便潜血试验阳性。大便常规检查、直肠指检及直肠乙状结肠纤维镜等检查，有助于进一步明确引起便血的病因。

6. 尿血：进行小便常规检查，显微镜下可见红细胞。根据情况进一步做泌尿系 X 线检查、膀胱镜检查、泌尿系 B 型超声波检查及尿液细菌学检查等，有助于进一步明确引起尿血的病因。

7. 紫斑：进行血常规检查，查看红细胞、血红蛋白、白细胞计数及分类和血小板计数。必要时做出凝血时间，血管收缩时间，凝血酶原时间，毛细血管脆性试验及骨髓象检查，有助于明确出血的病因，帮助诊断。

（四）血证的治疗

治疗血证，应针对各种血证的病因病机及损伤脏腑的不同，结合证候虚实及病情轻重而辨证论治。《景岳全书·血证》说："凡治血证，须知其要，而血动之由，惟火惟气耳。故察火者但察其有火无火，察气者但察其气虚气实。知此四者而得其所以，则治血之法无余义矣。"概而言之，对血证的治疗可归纳为治火、治气、治血三个原则。

首先治火，应根据证候虚实的不同，实火当采用清热泻火之法，虚火当采用滋阴降火之法。并应结合受病脏腑的不同，分别选用适当的方药。

其次治气，由于血与气密切相关，《医贯·血症论》中说："血随乎气，治血必先理气。"故实证当用清气降气之品，虚证当用补气益气之品。

第三治血，《血证论·吐血》中说："存得一分血，便保得一分命。"要达到治血的目的，最主要的是根据各种证候的病因病机进行辨证论治，其中包括适当地选用凉血止血、收敛止血或活血止血的方药，如赤小豆散。

(五) 血证的预防

注意饮食有节，起居有常。宜进食清淡、易于消化、富有营养的食物，如新鲜蔬菜、水果、瘦肉、蛋等，忌食辛辣香燥、油腻炙焦之品，戒除烟酒。劳逸适度，避免情志过极。对血证患者未发作时要注意调畅情志，消除其紧张、恐惧、忧虑等不良情绪。注意适当休息，积极参加体育锻炼，增强机体抗病能力，但也应依据个人体质适当活动，不可过度劳累。

四、常用方剂

麻黄人参芍药汤《脾胃论》

【组成】桂枝五分 (15g)　麻黄　黄芪　炙甘草　白芍　人参　麦冬各三分 (各10g)　五味子五粒 (5g)　当归五分 (15g)

【用法】水煎，热服 (现代用法：水煎温服)。

【功效】益气养血，解表散邪。

【主治】外感寒邪，内虚蕴热。吐血反复发作，倦怠乏力，恶寒发热，头痛身疼，无汗，咽干口燥。

【临床应用】用于气阴两虚，里有蕴热，复感寒邪，而致吐血。

若气虚偏重，可加仙鹤草、白及、乌贼骨以固涩止血；若阴虚较甚，可加生地、当归以滋阴养血；若里热偏盛，可加白茅根、茜草、藕节以凉血止血。

【用药禁忌】阳虚失血以及血证而无感受外邪时，不宜使用本方。

甘草干姜汤 《金匮要略》

【组成】炙甘草四钱 (12g)　干姜二钱，炮 (6g)

【用法】水 2 杯，煎八分服 (现代用法：水煎服)。

【功效】振奋中阳，益气止血。

【主治】脾胃虚寒证。恶寒，自汗，肢冷，小便频数，胃脘冷痛，吐涎沫，吐血缠绵不止，时轻时重，血色黯淡，舌淡，苔白滑，脉沉弱。

【临床应用】用于脾胃虚寒之吐血。若兼气虚者，可合用归脾汤；若阳虚偏重，可合用黄土汤。

【用药禁忌】凡热迫血妄行所致出血者忌用。

【药理研究】甘草干姜汤具有改善血压，保持心率，减轻内毒素引起的血液浓缩，抑制中性粒细胞数增加的作用，并在不同程度上提高内毒素处理动物的存活率。

柏叶汤 《金匮要略》

【组成】柏叶生用，三钱，无生者用干者二钱 (生者用9g，干者用6g)　干姜一钱 (3g)　艾叶生用，二钱，如无生者，用干者一钱 (生者用6g，干者用3g)

【用法】水 4 杯，取马通 2 杯，煎一杯服。如无马通，以童便 2 杯，煎八分服 (现代用法：水煎服)。

【功效】温中止血。

【主治】脾阳不足，脾不统血之吐血。吐血，日久不止，时多时少，血色淡红，面色不华，神疲乏力，舌质淡，苔薄而润，脉沉迟无力。

【临床应用】用于阳虚失于统摄而吐血不止。若气虚甚者，可加人参以益气摄血；兼呕吐者，可加半夏、生姜以和胃降逆止呕；若出血多者，酌加三七、白及等以止血。

【用药禁忌】凡热迫血妄行所致出血者忌用。

【药理研究】柏叶汤可以缩短凝血时间、升高血小板计数，可以调节血清去甲肾上腺素和多巴胺水平，具有改善交感–肾上腺髓质系统功能的作用，对脾胃虚寒和热盛胃出血小鼠均有明显的止血作用。

黄土汤 《金匮要略》

【组成】灶心黄土八钱，原方四钱 (24g，原方 12g)　生地　黄芩　甘草　阿胶　白术　附子炮，各一钱五分 (各4.5g)

【用法】水 3 杯，煎八分服 (现代用法：先将灶心土水煎过滤取汤，再煎余药，阿胶烊化冲服)。

【功效】温阳健脾，养血止血。

【主治】脾阳不足，脾不统血证。大便下血，先便后血，以及吐血、衄血、妇人崩漏，血色暗淡，四肢不温，面色萎黄，舌淡苔白，脉沉细无力。

【临床应用】用于因脾阳不足，统摄无权所致便血、吐血以及衄血等出血。出血多者，酌加三七、白及等以止血；若气虚甚者，可加人参以益气摄血；胃纳较差者，阿胶可改为阿胶珠，以减其滋腻之性；脾胃虚寒较甚者，可加炮姜炭以温中止血。方中灶心黄土缺时，可以赤石脂代之。

【用药禁忌】凡热迫血妄行所致出血者忌用。

【药理研究】黄土汤具有缩短凝血时间，使血液黏度增高，促进血小板聚集的作用。本方中阿胶含有多种氨基酸，可治疗多种出血及贫血，同时，阿胶中所含的甘氨酸可改善动物体内的钙平衡，使血钙升高。

赤小豆散 《金匮要略》

【组成】赤小豆浸令出芽晒干，一两 (30g)　当归四钱 (12g)

【用法】共研末。每服三钱，浆水下 (现代用法：水煎服)。

【功效】清热利湿，活血排脓。

【主治】1. 湿热便血证。大便下血，色鲜红而量多，先血而后便，甚则肛门肿胀，或腹痛，大便不畅或硬，舌红苔黄，脉数。

2. 妇女湿热经血过多证。

3. 湿热毒血证。身发红斑，表情沉默，懒怠喜卧，汗出，目赤或目内皆黑，或眼睑微肿或溃烂，或阴痒或溃疡，小便灼热赤黄，口苦，苔黄腻，脉数。

【临床应用】用于湿热内盛之便血、紫斑等血证。血余灰可用一二两同煎，诸血皆验；若见上部出血，可加栀子、茜草、干侧柏凉血止血；若妇人血崩，可加槐花、生地黄、乌梅、续断。凡下血及血痢，口渴，后重，脉洪有力者为火盛，可用苦参子去壳，仁勿破，外以龙眼肉包之，空腹以仓米汤送下9粒，1日2~3服，渐加至14粒，2日效。

【用药禁忌】气虚和阳虚血失统摄之出血，禁用。

五、治疗案例

案例1：王某，男，45岁。1986年5月28日初诊。患者2个月前无明显诱因出现黑便。曾经胃镜检查示：糜烂性胃炎。纤维结肠镜检查未见异常。曾先后用西药止血药（具体欠详）及中药（补中益气汤加味）等治疗，仍间有黑便。刻诊：黑便，食少乏力，怯寒，面色萎黄。舌质淡、苔薄白，脉沉细无力。证属脾肾阳虚，不能摄血。治以温阳健脾，养血止血。黄土汤加减：灶心土60g，白术、附子、干地黄、阿胶（烊化）各10g，黄芩9g，三七粉（分冲）、炙甘草各6g。每日1剂。先煎灶心土，以其滤液再煎其他药。5剂后，黑便消失，食纳增加，仍觉怯寒、乏力，上方灶心土增至120g，余药量不变，用法同前，续服7剂。半年后，该患者带他人来诊时，诉上次共服12剂后，症状消失，至今未见复发。[卢红治.黄土汤临床验案三则[J].浙江中医杂志.2010,45(7)：527]

案例2：患者，女，50岁，于2003年1月6日来诊。患者因外感后见咳嗽咳痰，痰多色白，伴见咯血，咳则气喘，倦怠乏力，于当地医院就诊，检查胸片、血常规、CT等均未见异常，经抗生素消炎、对症止咳平喘、止血治疗后稍有缓解随即复发，缠绵1月余。现症见：发热，微恶风寒，无汗，咳嗽、咯血，颜色鲜红无血块，神疲乏力，少气懒言，动则气喘，舌淡苔薄白，脉浮缓。诊断：咳嗽，肺虚寒型。治法：益气解表，润肺止咳。方用麻黄人参芍药汤加味：麻黄 10g，党参 30g，白芍 20g，黄芪 30g，当归 20g，桂枝 15g，麦冬 30g，仙鹤草 30g，三七粉 15g（冲服），五味子 15g，炙甘草 6g。水煎服。2 剂后咳嗽大减，偶见咯血，神疲乏力等症较前明显缓解，继服 3 剂后痊愈，追踪调查至今未见复发。[张云，耿贵琼. 麻黄人参芍药汤治疗咯血经验 [J]. 中国社区医师. 2005, 21（17）：40]

水 肿

一、原文

水肿病　有阴阳　便清利　阴水殃　便短缩　阳水伤　五皮饮　元化方　阳水盛　加通防　阴水盛　加桂姜　知实肿　萝枳商　知虚肿　参术良　兼喘促　真武汤　从俗好　别低昂　五水辨　金匮详　补天手　十二方　肩斯道　物炎凉

二、阐释

水肿是皮肤肿大的病证，初起眼睑下水肿，如卧蚕，以后逐渐肿至周身。凡按之即起者为水肿，按之凹陷不起者为气肿。按水肿的病性，有阴水和阳水之分。若水肿，见小便畅利，色淡，口不渴，属寒证，为阴水；若水肿，见小便短少，色黄赤，口渴，属热证，为阳水。华佗的《中藏经》中记载的五皮饮是治疗水肿的常用方剂，具有"以皮行皮，不伤中气"的用药特点。治疗阳水，可用五皮饮加木通、防己、赤小豆之类利水消肿；治疗阴水，可用五皮饮加干姜、肉桂、附子之类温补阳气；若是壮年患病，实证水肿，用五皮饮加萝卜子、枳实理气消肿；若是老年体弱之人患病，虚证水肿，用五皮饮加人参、白术扶助正气；若肿甚，小便不利，兼气喘者，用真武汤温阳利水。以上是治疗水肿的通行治法，《金匮要略》中对水肿有详细的论述。该书把水肿分为五种，分别是风水、皮水、正水、石水和黄汗，同时记载了治疗水肿的 12 首方剂，分别是越婢汤、防己茯苓汤、越婢加白术汤、甘草麻黄汤、麻黄附子汤、杏子汤、蒲灰散、芪芍桂酒汤、桂枝加黄芪汤、桂甘姜枣麻辛附子汤、枳术汤以及附方外台防己黄芪汤。

三、概说

水肿是指因感受外邪，饮食失调，或劳倦过度等，使肺失宣降通调，脾失健运，肾失开合，膀胱气化不利，导致体内水液潴留，泛滥肌肤，以眼睑、头面、四肢、腹背，甚至全身水肿为主要临床表现的一类病证。水肿既是独立的证候，又是泌尿系统病证中常见的表现。相当于西医学中急、慢性肾小球肾炎，肾病综合征，充血性心力衰竭及甲状腺功能减退等疾病。

（一）诊断依据

1. 可有乳蛾、心悸、疮毒、紫癜以及久病体虚的病史。

2. 主要症状：水肿初起多从眼睑开始，继则延及头面、四肢、腹背，甚者肿遍全身，也有先从下肢足胫开始，然后及于全身者。轻者仅眼睑或足胫水肿；重者全身皆肿。

3. 伴有症状：常伴有外感症状如恶寒发热，咽喉红肿疼痛，咳喘；或伴有内伤症状如神倦肢冷，胸闷腹胀，食少纳呆，面色无华等。严重者可伴有腹大胀满，气喘不能平卧；更严重者，可见尿少或尿闭，恶心呕吐，头痛，抽搐，神昏谵语等。

（二）水肿的分类

根据水肿之虚实，分为阳水和阴水两类。阳水属实，由风、湿、热、毒诸邪导致水气的潴留。故阳水又分为风水相搏、湿毒浸淫、水湿浸渍、湿热壅结四种证型。阴水属本虚标实，因脾肾虚弱，导致水不化气，久则瘀阻水停。故阴水分为脾肾虚衰、肾阳衰微、瘀水互结三种证型。

（三）相关检查

首先需要做血常规、尿常规、肾功能、肝功能、心电图、肝肾B型超声波检查。如怀疑心源性水肿，可进行心脏超声波检查及胸片检查，明确心功能级别；肾性水肿，可进行24小时尿蛋白定量、蛋白电泳、血脂、补体C3和C4及免疫球蛋白检查，有助于诊断和鉴别诊断。此外，可做甲状腺功能三项检查，鉴定黏液性水肿。

（四）水肿的治疗

水肿的治疗，在《素问·汤液醪醴论篇》中已提出"开鬼门"、"洁净府"、"去菀陈莝"三条基本原则，对后世影响深远，一直沿用至今。张仲景宗《内经》之意，在《金匮要略》中提出："诸有水者，腰以下肿，当利小便；腰以上肿，当发汗乃愈。"辨证地运用了发汗、利小便的两大治法。根据上述所论，水肿的治疗原则应分阴阳虚实而治。阳水以祛邪为主，治以发汗、利小便、宣肺健脾，如小青龙汤、越婢加术汤、五皮饮、导水茯苓汤等，水势壅盛则可酌情暂行攻逐；阴水以扶正为主，治以温阳益气、健脾、益肾、补心，兼利小便，酌情化瘀之法，如加减《金匮要略》肾气丸、防己黄芪汤、真武汤等。虚实并见者，则攻补兼施。

（五）水肿的预防

外感风邪是水肿发生和复发的重要因素，故天气突变时，应注意保暖，避免风邪外袭。注意调摄饮食，养成良好饮食习惯，平素饮食不可过咸，饮食应富含蛋白质，少食辛辣肥甘、烟酒等刺激性食物。注意参加体育锻炼，提高机体抗病能力。此外，尚须注意摄生，不宜过度疲劳，尤应节制房室，以防损伤真元，起居有时。

四、常用方剂

五皮饮《中藏经》

【组成】大腹皮酒洗　桑白皮生，各三钱（9g）　云苓皮四钱（12g）陈皮三钱（9g）　生姜皮一钱（3g）

【用法】水3杯，煎八分，温服（现代用法：水煎，温服）。

【功效】利水消肿，理气健脾。

【主治】脾虚湿盛，气滞水停之皮水。一身悉肿，肢体沉重，心腹胀满，上气喘急，小便不利，或妊娠水肿，苔白腻，脉沉缓。

【临床应用】用于治疗皮水由脾虚湿盛，水湿内停，泛溢肌肤，气机阻滞所致。若上部肿甚，宜加紫苏叶、荆芥各二钱（各6g），防风一钱（3g），杏仁一钱五分（4.5g）；若下部肿甚，宜加防己二钱（6g），木通、赤小豆各一钱三分（各4g）；若喘而腹胀，加生莱菔子、杏仁各二钱（各6g）；若小便不利者，为阳水，加赤小豆、防己、地肤子；若小便自利者，为阴水，加白术二钱（6g），苍术、川椒各一钱五分（各4.5g）；若发热，加海蛤三钱（9g），知母一钱五分（4.5g）；若畏寒，加附子、干姜各二钱（各6g），肉桂一钱（3g）；若呕逆，加半夏、生姜各二钱（6g）；若腹痛，加白芍一钱（3g），桂枝一钱（3g），炙甘草一钱（3g）。

【用药禁忌】本方药物多为渗利之品，不可过服，以免损伤阴血。

【药理研究】本方具有利尿作用。五皮饮加减对肝硬化性腹水和急性肾炎具有治疗作用。五皮散合用泽泻汤对特发性水肿具有治疗作用。

导水茯苓汤《普济方》

【组成】泽泻　赤茯苓　麦门冬去心　白术各二两（各60g）　桑白皮　紫苏　槟榔　木瓜各一两（30g）　大腹皮　陈皮　砂仁　木香各七钱五分（各22.5g）

【用法】上咀，每服一二两（30~60g），水2杯，灯心草30根，煎八分，食远服（现代用法：加灯心草10g，水煎服）。

【功效】行气化湿，利水消肿。

【主治】水肿。头面、手足、遍身肿如烂瓜之状，按而塌陷，胸腹喘满，不能转侧安睡，饮食不下，小便秘涩，溺出如割，或如黑豆汁而绝少。

【临床应用】用于脾虚气滞水停之水肿。若气短乏力，倦惰懒言者，可加黄芪补气以助行水；小便不利，水肿甚者，可加猪苓以增利水消肿之功；大便秘结者，可加牵牛子以通利二便。

【用药禁忌】湿热内停之水肿，小便不利，不宜使用本方。

加减金匮肾气丸《景岳全书》

【组成】熟地四两（120g）　茯苓三两（90g）　肉桂　牛膝　丹皮　山药　泽泻　车前子　山茱萸各二两（各60g）　附子五钱（15g）

【用法】研末，炼蜜丸如桐子大。每服三钱（9g），灯草汤送下，1日2服（现代用法：如上法和为蜜丸，每丸重10g，早晚各服1丸，灯草汤送服。亦可作水煎服，用量按原方酌减）。

【功效】温补肾阳，利水消肿。

【主治】脾肾两虚证。畏寒肢厥，小便不利，四肢沉重疼痛，水肿，腰以下为甚，喘促不眠。

【临床应用】用于脾肾阳虚，水湿内停之水肿。本方药量以两为钱，水煎服，名加减金匮肾气汤，附子必倍用方效。若脚面肿，加川椒目一钱五分（4.5g），巴戟天二钱（6g）。

【用药禁忌】湿热内停之小便不利、水肿者忌用。

【药理研究】本方在药物组成上与济生肾气丸相同，药理作用可以相互参考。济生肾气丸可以通过减轻膀胱颈部的阻力，相对地升高膀胱内压，从而发挥治疗排尿困难的作用。本方中地黄、山茱萸、茯苓、牛膝、车前子还有改善水液代谢的作用。

防己黄芪汤 《金匮要略》

【组成】防己三钱（9g）　炙甘草一钱五分（4.5g）　白术二钱（6g）黄芪三钱（9g）　生姜四片（3g）　大枣一枚（3g）

【用法】水2杯，煎八分服。服后如虫行皮中，从腰下如冰，后坐被上，又以一被绕腰下，温令微汗瘥（现代用法：水煎服）。

【功效】益气祛风，健脾利水。

【主治】气虚之风水或风湿证。汗出恶风，身重微肿，或肢节疼痛，小便不利，舌淡苔白，脉浮。

【临床应用】用于风水证属肺脾气虚，风湿郁滞于肌肉关节经脉。若喘者，加麻黄以宣肺平喘；腹痛肝脾不和者，加芍药以柔肝理脾；气上冲者，加桂枝；水湿偏盛，腰膝肿者，加茯苓、泽泻以利水退肿。

【用药禁忌】若水湿壅盛肿甚者，非本方所宜。

【药理研究】防己黄芪汤可降低单侧输尿管结扎大鼠血尿素氮，升高血白蛋白，减轻肾小管间质纤维化程度，显著降低肾小管和肾间质 α-平滑肌蛋白、纤维连接蛋白的表达。提示本方具有抑制肾纤维化，改善肾功能的作用。

越婢汤 《金匮要略》

【组成】麻黄六钱（18g）　石膏八钱（18g）　甘草二钱（6g）　生姜三钱（9g）　大枣五枚（3g）

【用法】水4杯，先煮麻黄至3杯，去沫，入诸药煎八分服，日夜作3服（现代用法：水煎服）。

【功效】发汗利水。

【主治】太阳风水夹热证。一身悉肿，发热，恶风寒，口中不渴，自汗出，骨节疼痛，脉浮。

【临床应用】用于风水证属风邪袭表，肺失通调，水气泛溢，内兼郁热。若恶风者，加附子一钱（3g）；若一身面目黄肿，加白术三钱（9g）；若咳嗽喘急，咳吐黄痰，加半夏散饮降逆。

【用药禁忌】若为阴水禁用本方。

【药理研究】越婢汤可改善阿霉素肾病大鼠肾小球超微结构，从而改善修复肾小球电荷屏障。

防己茯苓汤 《金匮要略》

【组成】防己　桂枝　黄芪各三钱（各9g）　　茯苓六钱（18g）　炙甘草一钱（3g）

【用法】水3杯，煎八分服，日夜作3服（现代用法：水煎服）。

【功效】益气，通阳，利水。

【主治】脾虚水泛证。四肢水肿而沉重，手足不温，体倦，四肢肌肉跳动，甚则面目水肿，舌淡苔白滑，脉沉。

【临床应用】用于皮水证属脾虚水泛。若脾虚明显，食少便溏者，可加人参、白术；水饮聚甚，水肿严重，加猪苓、泽泻；若兼胸腹胀满，为水停气滞，可加厚朴、木香。

【用药禁忌】湿热浸淫之水肿，不宜使用本方。

【药理研究】防己茯苓汤对二甲苯、蛋清所致急性炎症有明显抑制作用，能降低大鼠的毛细血管通透性，抑制棉球肉芽肿增生，提高小鼠痛阈值，减少醋酸所致小鼠扭体次数，并能显著降低炎症组织中前列腺素 E_2 的含量。提示本方具有抗炎和镇痛作用。

蒲灰散 《金匮要略》

【组成】蒲灰半斤（240g）　　滑石一斤（480g）

【用法】为末。饮服方寸匕，日3服（现代用法：共为细末，每服10g，日3服）。

【功效】凉血化瘀，泄热利湿。

【主治】水湿内停证。身微肿,四肢不温,口不渴,舌苔白腻,脉滑或数。

【临床应用】用于皮水证属水湿内盛。若胸满喘咳甚者,加葶苈子、苏子;胃气上冲、呃逆、呕吐者,加半夏、旋覆花。

【用药禁忌】阴水者,禁用本方。

越婢加术汤 《金匮要略》

【组成】麻黄六钱 (18g)   石膏八钱 (18g)   甘草二钱 (6g)   生姜三钱 (9g)   大枣五枚 (3g)   白术四钱 (12g)

【用法】水4杯,先煮麻黄至3杯,去沫,入诸药煎八分服,日夜作3服 (现代用法:水煎服)。

【功效】清热散风,调和营卫。

【主治】皮水。一身面目悉肿,发热恶风,小便不利,苔白,脉沉。

【临床应用】用于皮水证属脾失运化,肺失通调,水湿内停,郁久化热。若肿甚身重,加苍术燥湿;若一身悉肿,小便不利,加茯苓、泽泻利水;若恶寒,加苏叶、防风、桂枝以辛散解表。

【用药禁忌】阴水者,禁用本方。

【药理研究】越婢加术汤具有止汗、发汗、止咳、升压、利尿、解痉、镇静、抗过敏作用。

甘草麻黄汤 《金匮要略》

【组成】甘草四钱 (12g)   麻黄二钱 (6g)

【用法】水2杯,先煮麻黄至一杯半,去沫,入甘草煮七分服 (现代用法:水煎服)。

【功效】和中补脾,宣肺利水。

【主治】脾寒阳郁水气证。一身面目悉肿,食欲不振,脘腹胀满,四肢困重或水肿,或腰以上肿甚,口干不渴,无汗,小便不利,舌质淡,苔薄白,脉浮紧。

【临床应用】用于皮水证属脾虚阳郁,水气内停。若外感风邪,肿甚而喘者,加杏仁;若湿困中焦,脘腹胀满者,加大腹皮、干姜。

【用药禁忌】湿热壅结之水肿，禁用本方。

真武汤 《伤寒论》

【组成】茯苓　芍药　生姜切，各三两（各9g）　白术二两（6g）　附子一枚炮，去皮，破八片（3g）

【用法】上5味，以水8升，煮取3升，去滓，温服7合，日3服（现代用法：水煎温服）。

【功效】温阳利水。

【主治】脾肾阳虚，水饮内停证。小便不利，四肢沉重疼痛，水肿，腰以下为甚，或腹痛，泄泻，心下悸，头目眩晕，身瞤动，站立不稳。舌质淡胖，边有齿痕，舌苔白滑，脉沉细。

【临床应用】用于阳虚水泛之正水。若水寒射肺而咳者，加干姜、细辛温肺化饮，五味子敛肺止咳；阴盛阳衰而下利甚者，去芍药之阴柔，加干姜以助温里散寒；水寒犯胃而呕者，加重生姜用量以和胃降逆，可加吴茱萸、半夏以助温胃止呕。

【用药禁忌】湿热内停之小便不利、水肿者忌用。

【药理研究】真武汤能够调整肾阳虚大鼠的肾功能，改善肾小球滤过膜的通透性，促使代谢产物肌酐、尿素氮的排出，减少血浆白蛋白的大量丢失。

小青龙汤 《伤寒论》

【组成】麻黄去节，三两（9g）　芍药三两（9g）　细辛三两（9g）　干姜三两（9g）　甘草炙，三两（9g）　桂枝去皮，三两（9g）　半夏洗，半升（9g）　五味子半升（4.5g）

【用法】上8味，以水1斗，先煮麻黄，减2升，去上沫，内诸药，煮取3升，去滓，温服一升（现代用法：水煎温服）。

【功效】解表散寒，温肺化饮。

【主治】外寒内饮证。恶寒发热，无汗，头身疼痛，喘咳，痰涎清稀而量多，胸痞，身体疼重，头面四肢水肿，舌苔白滑，脉浮。

【临床应用】用于正水证属水饮内停，外感风寒。若腰以下肿甚，小便不利，可加茯苓；若兼烦躁者，为外邪入里化热，加石膏、黄芩；若恶寒发热不明显，可去桂枝，麻黄改为炙麻黄。

【用药禁忌】湿热壅盛及阴水者，不宜使用本方。

【药理研究】小青龙汤具有止咳平喘，解热，抗炎和抗过敏作用。

麻黄附子汤 《金匮要略》

【组成】麻黄三钱 (9g)　炙甘草二钱 (6g)　附子一钱 (3g)

【用法】水2杯，先煮麻黄至一杯半，去沫，入诸药煎七分温服，日作3服（现代用法：水煎温服）。

【功效】温补阳气，解表散邪。

【主治】太阳伤寒兼阳气不足证。一身悉肿，恶风寒，不发热，身无汗，口不渴，舌苔白滑，脉沉小。

【临床应用】用于石水证属外受寒邪，阳气不足。若面色苍白，语声低微，加人参、黄芪；若水肿严重，加猪苓、茯苓。

【用药禁忌】湿热壅盛之水肿，禁用本方。

黄芪桂枝芍药苦酒汤 （黄芪芍桂苦酒汤）《金匮要略》

【组成】黄芪五钱 (15g)　芍药　桂枝各三钱 (各9g)

【用法】苦酒一杯半，水1杯，煎八分，温服（现代用法：加米醋适量，水煎温服）。

【功效】调和营卫，祛散水湿。

【主治】湿热黄汗证。身体肿重，发热，汗出黄色粘衣，口渴，舌质淡苔白，脉沉无力。

【临床应用】用于黄汗证属湿热为患。若身肿明显，小便不利，可加木通、泽泻；若口燥咽干，可加芦根、白茅根；若食少便溏，加白术、茯苓。

【用药禁忌】寒湿黄汗，禁用本方。

【药理研究】黄芪芍桂苦酒汤具有强心，扩张毛细血管，改善微循环，降血压，利尿，抑制皮肤汗腺分泌作用。

桂枝加黄芪汤 《金匮要略》

【组成】桂枝　芍药　生姜各三钱 (各9g)　甘草炙　黄芪各二钱 (各

6g)　　大枣四枚（3g）

【用法】水3杯，煮八分，温服。须臾啜热粥1杯余，以助药力。温覆取微汗，若不汗，更服（现代用法：水煎温服）。

【功效】调和营卫，逐湿走表，助阳散邪。

【主治】寒湿黄汗证。胫冷，身体肿重，汗出色黄，舌淡苔薄润，脉沉迟或脉浮。

【临床应用】用于黄汗证属寒湿为患。若小便不利，身肿甚者，加茯苓、苍术；若兼食少乏力，加人参、白术。

【用药禁忌】湿热黄汗，禁用本方。

【药理研究】桂枝加黄芪汤能改善皮肤循环和营养状态，调整汗腺功能，并有增强免疫功能的作用。

五、治疗案例

案例1：李某，女，41岁。1991年7月18日初诊。1年半前先出现全身皮肤光亮水肿，继之增厚如皮革，不能提起，颜色青黯，张口困难，双下肢轻中度凹陷性水肿。行左前臂皮肤活检结合临床表现诊断为硬皮病。舌黯淡红、苔薄滑，脉沉。辨证为脾肾阳虚，寒凝血瘀，水湿内停。治予温阳利水，活血化瘀。方药为制附片（先煎）、桂枝（后下）、川乌（先煎）、草乌（先煎）各7g，生白术、五加皮各9g，茯苓、茯苓皮、桑白皮、地骨皮、郁金各12g，陈皮（后下）6g，菟丝子25g，丹参30g，生甘草3g，3剂。21日复诊，全身皮肤症状如前，但双下肢感轻松，凹陷性水肿亦明显减轻。仍步原法，但减少利水之剂，而增强温阳化瘀之力。处方：制附片（先煎）、桂枝（后下）各7g，川乌（先煎）、草乌（先煎）、生甘草各3g，生白术、五加皮各9g，茯苓、茯苓皮、郁金、泽兰、仙茅、淫羊藿各12g，陈皮（后下）6g，菟丝子25g，丹参30g，益母草24g，3剂。以后续服温阳补肾、活血化瘀为主方药近1月，皮肤松软易提起，色泽与常人无甚区别。[丁敬远.五皮饮治疗疑难病下肢水肿 [J].浙江中医杂志，2001，36（6）：261]

案例2：林某，女性，29岁。2005年8月19日初诊。述产后全身水肿2个月。患者有风湿性心脏病病史，婚后诸医皆嘱其不能生育，其违背医嘱于2005年6月17日在私人诊所足月自然分娩一婴儿，生产 1 周后出现双下肢水肿，逐渐加重波及全身，腹围不减反增，伴心悸、胸闷、气短，动则尤甚，不能平卧，尿少、乏力。在私人诊所服用中药治疗多日，症状无改善。诊时见唇口发绀，颈静脉充盈，腹大如怀胎十月，双下肢高度水肿，舌质紫黯，苔白滑，脉结代。查尿常规、血常规、肾功能、肝功能均正常。X 线提示左心影增大。腹部 B 超提示肝脏肿大，结合临床考虑为郁血肝；大量腹水。因经济条件受限及哺乳原因，患者拒绝住院，要求门诊中药治疗。中医辨证为阴水，证因心肾阳衰，水瘀互结所致。立温阳利水化瘀法，方用真武汤加味治疗。处方：熟附子 12g，茯苓 15g，白术 15g，白芍 15g，生姜 3 片，桂枝 9g，猪苓 18g，泽泻 15g，车前子 15g，黄芪 35g，丹参 25g，炙甘草 15g。每日 1 剂，水煎分 2 次服。另嘱患者多卧床休息，避免体力劳动。服药 1 剂后，患者尿量大增，肢肿减轻，再进 6 剂，双下肢水肿明显消退，腹围明显减小，胸闷、气短基本缓解。8 月 27 日患者因感冒发热停药 4 天，症状有所反复，复诊仍守上方随证加减，再治半个多月后诸证皆除。9 月 16 日复查腹部 B 超：腹水（-）；仍示肝脏肿大。改用活血化瘀法，方用血府逐瘀汤加减善后调治 1 个月，10 月 20 日腹部 B 超结果提示肝形态恢复正常。[林丹. 真武汤治疗水肿验案 3 则 [J]. 海南医学院学报，2007，13（1）：65]

案例 3：吴某，男，26 岁，2001 年 5 月初诊。主诉：周身水肿，反复发作 8 月，加重 1 周。患者 8 月前因饮酒，劳累后出现咽痛，周身酸困，流涕，发热。在当地诊断为感冒。经青霉素静脉滴注及口服中西药（具体不详）治疗 1 周，症状消失停药。1 周后出现颜面及下肢水肿，在某医院查血压 145/95mmHg。尿蛋白（+++），潜血（+++）。诊断为急性肾小球肾炎。住院治疗，口服强的松，每次 60mg，每天 1 次；卡托普利，每次 25mg，每天 3 次；青霉素 640 万 U 加入 0.9% 生理盐水 100mL 中静脉滴注，每天 1 次；川芎嗪注射液 120mg 加入 5% 葡萄糖注射液 200mL 中静脉滴注，每天 1 次。治疗 1 月余，水肿、血尿、蛋白尿消失。血压 135/85mmHg。此后每因感冒水肿复发，加服六味地黄汤、济生肾气汤等，水肿时轻时重，尿蛋白时有时无，1 周前因劳累后上述症状加重，经中西药治疗无效来诊。

诊见：颜面及周身可凹性水肿，口干不欲饮，咳嗽咳吐白色清痰，畏寒无汗，小便量少，大便稀溏，舌淡胖，脉沉细涩。血压140/90mmHg，尿常规：尿蛋白（++++），潜血（−）。24小时尿蛋白定量6.8g/L，心电图、肝功能、肾功能、电解质及B超肝、胆、脾、双肾均正常。西医诊断：肾小球肾炎；中医诊断：水肿，证属脾肺肾虚，水湿泛滥。治以温补脾肾，宣肺利水，除湿消肿。处方：麻黄、石膏各20g，生姜、附子各15g，白术、泽兰、茯苓各30g，车前子18g，大枣12枚。每天1剂，水煎服。服药3剂后畏寒减轻，汗出畅达，小便通利，大便成形，水肿渐消。效不更方，继服6剂，水肿消失。复查尿常规：尿蛋白（+）；24小时尿蛋白定量500mg/L。2周后尿蛋白（−），24小时尿蛋白定量150mg/L。其后规律撤减激素，坚持服药3月，诸证消失。为巩固疗效，再以上药研末服用9个月后停药，随访2年未发。［曹生有.越婢汤临床治验3则［J］.新中医，2009，41（11）：129］

卷 二

胀满蛊胀

一、原文

胀为病　辨实虚　气骤滞　七气疏　满拒按　七物祛　胀闭痛　三物锄　若虚胀　且踌躇　中央健　四旁如　参竺典　大地舆　单腹胀　实难除　山风卦　指南车　易中旨　费居诸

二、阐释

胀满的治疗应辨明它的虚实属性。虚性胀满误用攻伐之法，或者实证胀满误用补益之法，均可加重病情。若胀满由气机突然阻滞而产生，可用七气汤来疏通气机；腹部胀满而拒按，用《金匮要略》厚朴七物汤双解表里实邪；腹部胀满而痛，用《金匮要略》厚朴三物汤行气兼荡涤实邪积滞。对于虚性胀满的治疗，不可轻易下药，必须谨记健运中央脾土，则四旁能通畅自如，正如《佛经》认为土可承载万物。若四肢不肿，而腹部胀大如鼓，此为单腹胀，属难治之证。蛊胀，其病名源于《周易》的山风卦，又名蛊卦，是艮卦与巽卦的合成，艮为山，巽为风，故而名之。艮代表胃土，巽代表肝木，肝胃自身或它们之间的相互关系失常，是蛊胀的产生原因。治疗蛊胀，当以《周易》中山风卦为指导方针，将取得一定疗效，是值得深入研究的。

三、概说

胀满蛊胀一病，又称为蛊胀、臌胀。早在《内经》中即有记载治疗本病的方剂，名"鸡矢醴"。臌胀是因多种原因导致肝脾肾受损，气滞血结，水停腹中，以腹胀大如鼓，皮色苍黄，脉络暴露为主要临床表现的一种病证。相当于西医学中肝硬化、腹腔内肿瘤、腹膜炎等疾病。

（一）诊断依据

1. 本病常有相关疾病如虫毒感染、黄疸、胁痛、积聚等病史；或有长期大量饮酒史。

2. 主要症状：初起脘腹胀满，食后尤甚，继而腹部胀大如鼓，重者腹壁青筋显露，脐孔突起。

3. 伴有症状：纳少，乏力，尿少及鼻衄，齿衄，皮肤紫斑等出血现象；或伴有面色萎黄，黄疸，手掌殷红，面颈胸部红丝赤缕，血痣等。

（二）胀满蛊胀的分类

根据臌胀形成的原因和涉及的脏腑虚实，分为气滞湿阻、水湿困脾、湿热蕴结、肝脾血瘀、脾肾阳虚、肝肾阴虚六种证型。

（三）相关检查

臌胀为腹腔内积水，临床上可进行血常规，腹腔穿刺液检查，血清乙、丙、丁型肝炎病毒检查，肝功，肝脏 B 型超声波、CT 及 MRI 检查，明确腹水产生的原因。

（四）胀满蛊胀的治疗

臌胀的治疗，应该根据病机，按照病程分期治疗。由于本病初期病机为肝脾失调，气滞湿阻，又有气滞、血瘀、湿热和水湿的偏盛，故可分别采用理气祛湿、行气活血、健脾利水等法，可用方剂如七气汤、胃苓散、枳术汤等。病程日久，或素体虚弱，出现脾肾阳虚或肝肾阴虚病机，可采用健脾温肾，滋养肝肾之法，治疗方剂如桂甘姜枣麻辛附子汤、禹余粮丸等。

（五）胀满蛊胀的预防

臌胀的发病与情志精神因素有关，故应注意调畅情志，避免强烈的精神刺激。饮食应切勿饥饱失度，勿嗜食酒食或过食肥甘。素体虚弱者，在遇到天气变化时，注意保暖，防止正虚邪袭，引发本病。由于本病的发病与虫毒感染有关，故在南方疫区水田工作时应采取必要的防护措施。此外，患黄疸、积聚等疾病，必须及早治疗，防止病情迁延转化。

四、常用方剂

七气汤（四七汤）《太平惠民和剂局方》

【组成】半夏　厚朴　茯苓各三钱（9g）　紫苏叶一钱（3g）

【用法】加生姜 3 片，水 2 杯，煎八分服（现代用法：加生姜 3 片，水煎服）。

【功效】行气降逆，化痰散结。

【主治】七情郁逆。胸脘痞闷疼痛，咽喉之间如有物阻，状如破絮，或如梅核，咳不出，咽不下，或痰涎壅盛，上气喘急，或呕逆恶心，舌苔白润或白滑，脉弦缓或弦滑。

【临床应用】用于臌胀证属七情郁逆。若腹胀较甚者，可酌加木香、槟榔助破气行滞之功；胁肋疼痛者，酌加川楝子、玄明索以疏肝理气止痛；咽痛者，酌加玄参、桔梗以解毒散结，宣肺利咽。

【用药禁忌】方中多辛温苦燥之品，若见颧红口苦、舌红少苔属于气郁化火，阴伤津少者，不宜使用本方。

【药理研究】本方在药物组成上与半夏厚朴汤相同，故药理作用可以相互参考。半夏厚朴汤具有促进在体小鼠胃排空和小肠推进功能的作用。又可预防急性应激性胃溃疡，与其改善中枢神经传导、改善不良应激引起的中枢神经功能紊乱有关。还对硫酸铜引起的呕吐反应有抑制作用。

胃苓散 《普济方》

【组成】苍术一钱五分，炒 (4.5g)　　白术　厚朴各一钱五分 (各4.5g)
桂枝一钱 (3g)　陈皮　泽泻　猪苓各一钱五分 (各4.5g)　　　炙甘草七分
(2g)　茯苓四钱 (12g)

【用法】加生姜5片，水3杯，煎八分服 (现代用法：加生姜5片，水煎服)。

【功效】祛湿和胃。

【主治】水湿内停气滞证。腹胀，水谷不分，泄泻不止，以及水肿，小便不利。

【临床应用】用于臌胀证属气滞湿阻。本方可去桂枝、甘草，以煨半熟蒜头捣为丸，做丸剂服用，陈米汤下三四钱 (9~12g)，一日两服更妙。若腹胀甚者，加木香、槟榔以破气行滞；泛吐清水者，加半夏、生姜以和胃降逆。

【用药禁忌】臌胀虚证，不宜使用本方。

【药理研究】胃苓散的水煎液能使健康大鼠6小时内尿量增加，说明其具有利尿作用。

厚朴三物汤 《金匮要略》

【组成】厚朴四钱 (12g)　　大黄二钱 (6g)　　枳实一钱五分(4.5g)

【用法】水 2 杯，煎八分，温服（现代用法：水煎温服）。

【功效】行气通便。

【主治】阳明热结气闭证。腹部胀满疼痛，大便不通，无矢气，舌红苔黄，脉滑有力，或沉实。

【临床应用】用于臌胀证属邪热内盛，积滞内停。若腑气不通，大便秘结甚，加芒硝；若痛引两胁，加郁金、柴胡；若腹胀明显，可加木香。

【用药禁忌】体内有积滞而无热者以及臌胀虚证，不宜使用本方。

【药理研究】厚朴三物汤能增强小鼠的肠推进作用，具有明显促进小鼠的胃排空作用。

厚朴七物汤 《金匮要略》

【组成】厚朴四钱 (12g)　　大黄二钱 (6g)　　枳实一钱五分 (4.5g)　　桂枝　甘草各一钱五分 (各4.5g)　　生姜二钱五分 (7.5g)　　大枣五枚 (3g)

【用法】水 2 杯，煎八分服（现代用法：水煎服）。

【功效】行气除满，泻热去积，表里双解。

【主治】外有表寒，里有积滞之证。脘腹胀满，身热，微恶风寒，大便不通，苔黄厚，舌质微红，脉浮数。

【临床应用】用于臌胀证属积滞内停，兼有表证。若腑气不通，大便秘结甚，加芒硝；若下利，去大黄；若呕吐，加半夏、生姜。

【用药禁忌】体内有积滞而无表证者以及臌胀虚证，不宜使用本方。

【药理研究】厚朴七物汤能增强小鼠的肠推进作用，具有明显促进小鼠的胃排空作用。

桂甘姜枣麻辛附子汤（桂枝去芍药加麻黄细辛附子汤）
《金匮要略》

【组成】桂枝　生姜各三钱 (各9g)　　甘草　麻黄　细辛各二钱(各6g)　　附子一钱 (3g)　　大枣三枚 (3g)

【用法】水 3 杯，先煮麻黄至 2 杯，去沫，入诸药，煎八分，温服，日夜作 3 服。当汗出如虫行皮上即愈（现代用法：水煎服）。

【功效】温阳散寒，通利气机，宣饮散痞。

【主治】阳虚饮结寒凝证。头痛身痛，恶寒无汗，手足逆冷，骨节疼痛，心下痞坚，腹满肠鸣，舌质淡，苔白滑，脉沉迟而细涩无力。

【临床应用】用于臌胀证属阳虚水停。水湿重，可加泽泻、猪苓、茯苓；若气滞重，见胁腹胀痛，加青皮、砂仁。

【用药禁忌】本方用药偏温燥，湿热蕴结之臌胀，不宜使用本方。

【药理研究】桂甘姜枣麻辛附子汤可以显著增加尿量，具有利尿作用；又能增强心肌收缩力，改善心功能；还能显著降低全血黏度，改善血液流变性。

枳术汤 《金匮要略》

【组成】枳实二钱 (6g)　　白术四钱 (12g)

【用法】水 2 杯，煎八分服，日夜作 3 服。腹中软即止（现代用法：水煎服）。

【功效】行气消痞。

【主治】气滞水停。心下坚，大如盘，边如旋盘，或胃脘疼痛，小便不利，舌淡红，苔腻，脉沉。

【临床应用】用于臌胀证属气滞水停。若苔腻微黄，为气郁化热，可加丹皮、栀子；若便溏，可加炒薏苡仁、炒扁豆。

【用药禁忌】臌胀证属脾肾阳虚者，禁用本方。

【药理研究】大剂量枳术汤能够对抗吗啡造成的小肠推进迟缓。本方还能促进胃肠动力用于治疗便秘。

禹余粮丸 《三因极一病证方论》

【组成】蛇含石大者，三两，以新铁铫盛，入炭火中烧石与铫子一般红，用钳取石，倾入醋中，候冷取出，研极细 (90g)　　禹余粮石三两 (90g)　　真针砂五两，先以水淘净炒干，入余粮一处，用米醋二升，就铫内煮醋干为度，后用铫并药入炭中，烧红钳出，倾药净砖地上，候冷研细 (150g)　　羌活　　木香　　茯苓　　川芎　　牛膝酒浸　　桂心　　蓬术　　青皮　　附子炮　　干姜炮　　白豆蔻炮　　大茴香炒　　京

三棱炮　白蒺藜　当归酒浸一宿，各半两 (各15g)

【用法】上为末，入前药拌匀，以汤浸蒸饼，搌去水，和药再杵极匀，丸如桐子大。食前温酒白汤送下 30~50 丸（现代用法：共为细末，水泛为丸，每服 30~50 丸，日 2 次）。

【功效】逐阴固阳，扶危正命。

【主治】脾肾阳虚。水肿胀满，下肢肿甚，上气喘急，腹中有积块，小便不利。

【临床应用】用于臌胀证属水停血瘀，脾肾阳虚。若面色灰黯，怯寒冷甚，肾阳偏虚，加胡芦巴、巴戟天、淫羊藿；若见腹壁青筋暴露，可加桃仁、赤芍。

【用药禁忌】忌食盐；肝肾阴虚之臌胀禁用本方。

五、治疗案例

案例 1：李某，男，58 岁，1983 年 3 月 9 日就诊。自述近 2 年来，经常生闷气，继而胃脘胀满，纳食不香，倦怠乏力。1 月前病情加重，渐觉腹部胀满，小便短少，气促而喘。经用中、西药物治疗近 1 月，病情不见好转，而见腹部胀大，呈蛙状腹，皮色苍黄，脉络隐现，按之坚硬，有移动性浊音，两颧有血丝，左手背有蜘蛛痣数个，舌质淡红，苔白腻，脉沉弦而涩。B 超提示为肝硬化腹水。证属脾失健运，水湿停聚，气滞血瘀。治用胃苓汤佐疏肝化瘀之品。处方：厚朴 12g，陈皮 12g，苍术 15g，桂枝 10g，泽泻 15g，茯苓 30g，猪苓 10g，甘草 6g，香附 24g，大腹皮 30g，丹参 18g，白术 15g。服上方 6 剂，腹水大减，喘促已平，小便量增，食欲转佳，舌苔白腻，脉弦滑。药切病机，守原方加郁金 10g，当归 10g，继服 15 剂后，腹已柔软，食欲接近正常，二便通调，舌苔白，脉细弦。B 超提示腹水消失。此时邪退正衰，更方扶正为主。处方：党参 15g，白术 15g，茯苓 15g，陈皮 10g，大腹皮 15g，郁金 15g，丹参 15g，白芍 18g，鸡内金 10g，黄芪 21g，炙鳖甲 15g，炙甘草 6g，上方又服 20 剂，病告痊愈。嘱其继续用香砂六君子丸、舒肝丸调养，以巩固疗效。随访 2 年，未复发。 [刘忠信. 胃苓汤临证验案四则 [J]. 河南中医，1999，19 (3)：53]

暑 证

一、原文

伤暑病 动静商 动而得 热为殃 六一散 白虎汤 静而得 起贪凉 恶寒象 热逾常 心烦辨 切莫忘 香薷饮 有专长 大顺散 从证方 生脉散 久服康 东垣法 防气伤 杂说起 道弗彰 若精蕴 祖仲师 太阳病 旨在兹 经脉辨 标本歧 临证辨 法外思 方两出 大神奇

二、阐释

李东垣认为夏季伤暑之证有动静之分，即"静而得之为伤暑，动而得之为中热"。陈修园提到的"动静"，有阴阳之别，也有暑证的发病有"动而得之"与"静而得之"的含义，并以之为本证的提纲。如果是由于在夏季烈日或高温下活动中暑受热，是谓"动而得之"之暑证，用六一散或白虎汤治疗。其中六一散适用于一切暑证，白虎加人参汤适用于暑伤元气之证，白虎加苍术汤适用于暑邪挟湿证。如果是由于夏季怕热贪凉饮冷而受病，是谓"静而得之"之暑证，又叫阴暑，症见恶寒发热，与伤寒相似，但是其热势往往较伤寒之发热为重，且可出现心烦、脉虚等症状，二者切不可混淆，应仔细辨别。香薷散是治疗阴暑的专方。至于大顺散，是依据阴寒闭暑之证立法的，并非为治暑之方。夏季应经常服用生脉散益气养阴，可以增强机体抗暑病能力。李东垣治疗暑证，用清暑益气汤清暑益气，健脾除湿，可以防止暑伤元气。以上是后世医家治疗暑证的各种治法学说，但是若想了解治疗暑证的精湛的理论，还需取法于仲景。在《金匮要略》中之所以称暑证为"太阳中暍"，是因为人们认为暑证是由外感热邪产生的，但是暑证不一定是阳证，伤寒也未必全是阴证，疾病寒热的性质是由人体的六气、阴阳、虚实决定的。对太阳病中暑应辨其经脉病象。伤暑而见身重疼痛，是病在太阳通体之经；伤暑而见脉弦细芤迟，是病在太阳通体之脉。亦有标本经脉皆病之证，表现为小便后洒洒然毛耸，手足逆冷，稍有劳作后即身热，喘乏，齿燥咽干。治疗时应标本兼顾，益其经脉。临床治疗暑证时，除使用仲景治疗暑证的常用方剂之外，还应灵活掌握仲景所使用的常法之外的治法。仲景治疗暑证有两个具有神奇功效的方剂，分别是白虎加人参汤和一物瓜蒂汤。前者治疗脏腑属阳多火者，即暑邪与火热合病，表现为汗出而烦渴；后者治疗脏腑属阴多湿者，即暑邪伏于湿气之中，表现为身热，沉重，疼痛，脉微弱。

三、概说

暑证又称中暑，是发生于夏季酷暑炎热季节或高温环境下的一种急性疾病。夏令炎暑季节，久曝烈日之下，或久劳于高温之室，感受暑邪，热气侵袭人体而发为中暑。临床可见骤然高热，汗出，神昏，头痛，心烦，口渴，甚则出现烦躁，抽搐，或虚脱。相当于西医学中中暑。

（一）诊断依据

1. 诱发因素：有明确的炎热气候下劳动，烈日下长途行走或过度体力劳动，高温环境工作等诱发因素接触史。并且患者既往体质虚弱或发病时为饥饿状态为内因。

2. 主要症状：以骤然高热头痛，大量汗出，心烦口渴，甚则出现神昏谵语，烦躁抽搐，或虚脱为主要临床表现。

3. 伴有症状：可伴见胸闷倦怠，恶心呕吐，全身恶寒，或喘满，或腹泻等症状。

（二）暑证的分类

中暑外因是暑邪，内因是体虚。中暑属于火病，证候多属虚证。其病机有暑热在气分、暑热耗伤气阴、暑热入营之分，故暑证可分为中暑阳证、中暑阴证、暑热蒙心、肝风内动四种证型。

（三）相关检查

中暑时，应行紧急血生化检查和动脉血气分析。严重病例常出现肝、肾、胰和横纹肌损伤的实验室参数改变。严重者，应检查血清门冬氨酸氨基转移酶（AST）、丙氨酸氨基转移酶（ALT）、乳酸脱氢酶（LDH）、肌酸激酶（CK）及有关止、凝血功能等参数，以尽早发现重要器官功能障碍的证据。怀疑颅内出血或感染时，应行脑 CT 和脑脊液检查。

（四）暑证的治疗

暑证的治疗，基本治法是清解暑热，同时需按照暑邪致病特点和病程，设立相应的治疗方法。暑热之邪在卫分，配透邪达表之法，如香薷饮、大顺散。暑热之邪在气分，采用清暑泄热之法，如白虎汤。暑湿为患，应清暑利湿，如六一散。暑热耗气伤阴，配合益气生津之法，如生脉散。若暑邪入营，内陷心包，又当清心开窍。

（五）暑证的预防

暑热季节要加强防暑卫生宣传教育。在烈日下或高温环境工作，备用清凉饮料与防暑药品，注意劳逸结合，工作适当时间需要在阴凉处休息。有慢性心血管、肝、肾疾病和年老体弱者及饥饿时不应从事高温作业。改善年老体弱者、慢性病患者及产褥期妇女居住环境，做好防暑降温工作，保持室内通风。注意饮食起居。饮食要清洁卫生，以清淡为宜，夏季不宜多食肥甘厚味，切勿饥饱失常。炎热天气应穿宽松透气的浅色服装，避免穿着紧身绝缘服装。中暑恢复后数周内，应避免室外剧烈活动和阳光暴晒。

四、常用方剂

六一散 《黄帝素问宣明论方》

【组成】滑石六两（180g）　甘草一两（30g）

【用法】研末，每服三钱（9g），井花水下，或灯心草汤下（现代用法：为细末，每服9~18g，包煎，或温开水调下，每日2~3服，亦常加入其他方药中煎服）。

【功效】清暑利湿。

【主治】暑湿证。身热烦渴，小便不利，或泄泻。

【临床应用】用于暑湿下注证。若暑湿证兼心悸怔忡，失眠多梦者，加辰砂，名益元散；暑湿证兼有肝胆郁热者，加青黛，名碧玉散；暑湿证兼微恶风寒，头痛头胀，咳嗽不爽者，加薄荷叶，名鸡苏散。

【用药禁忌】本方性寒而滑，脾虚者不宜使用。

【药理研究】六一散可以使健康小鼠用该药3小时后的尿量明显增加，提示本方具有利尿作用。

白虎汤 《伤寒论》

【组成】石膏一斤，碎（50g）　知母六两（18g）　甘草二两，炙（6g）粳米六合（9g）

【用法】上4味，以水1斗，煮米熟，汤成去滓，温服1升，日3服（现代用法：水煎服）。

【功效】清热生津。

【主治】中暑受热，气分热盛证。壮热面赤，烦渴引饮，汗出恶热，脉洪大有力。

【临床应用】用于中暑气分热盛证。若体倦少气，精神不振，加人参；若身热足冷，为暑邪挟湿，加苍术。

【用药禁忌】若见表证，无汗发热，口不渴；或是真寒假热，即阴盛格阳而致的发热，均不可误投本方。

【药理研究】白虎汤可以降低内毒素所致发热家兔的体温；对多种病菌有不同程度的抑制作用，其中对肺炎双球菌及金黄色葡萄球菌最敏感，对乙型链球菌敏感，对大肠埃希菌不敏感；可以引起繁殖期的支原体细胞膜通透性和形态改变，因而起到抑制作用；对蛋清致大白鼠足跖肿、大白鼠棉球肉芽肿、巴豆油致小鼠耳肿胀均有抑制作用，能降低小白鼠腹腔毛细血管通透性；能增强腹腔巨噬细胞吞噬功能，提高血清溶菌酶的含量，促进淋巴细胞转化，对再次免疫的抗体形成有促进作用，显著提高再次免疫抗体浓度，能显著减轻幼鼠脾脏的重量。以上研究表明，本方具有解热、抑菌、抗炎和增强免疫功能的作用。

香薷饮 《太平惠民和剂局方》

【组成】甘草一钱 (3g)　厚朴一钱五分 (4.5g)　扁豆二钱 (6g)　香薷四钱 (12g)

【用法】水 3 杯，煎八分，冷服或温服（现代用法：水煎服）。

【功效】祛暑解表，化湿和中。

【主治】阴暑。恶寒发热，腹痛吐泻，头重身痛，无汗，胸闷，舌苔白腻，脉浮。

【临床应用】用于夏月乘凉饮冷，感受寒湿之证。若泻利，加茯苓、白术；若呕吐，加半夏；若暑气发搐，加羌活、秦艽；若兼内热者，加黄连；湿盛于里者，加茯苓、甘草；素体脾虚，中气不足者，可再加人参、黄芪、白术、橘红。

【用药禁忌】表虚有汗或伤暑发热汗出、心烦口渴者，不可使用。

【药理研究】在麻黄碱诱导形成的小鼠胃排空受阻模型中，香薷饮具有显著促进胃排空的作用；对正常小鼠的肠推进运动有促进作用；能抑制番泻叶引起的腹泻，大剂量组的作用尤为显著。

大顺散 《太平惠民和剂局方》

【组成】干姜一钱，炒（3g）　甘草八分，炒（2g）　杏仁去皮尖，六分，炒（1.5g）　肉桂六分（1.5g）

【用法】共为细末，每服三钱（9g），水1杯，煎七分服（现代用法：水煎服）。

【功效】温中祛暑。

【主治】阴暑。食少体倦，身热，口渴，腹痛，呕吐，泄泻，脉沉微。

【临床应用】用于伤暑受寒之阴暑。若畏寒，可加附子，名附子大顺散；若泻利，加茯苓、白术；若呕吐，加半夏。

【用药禁忌】本方用药偏于温热，若暑热甚者禁用。

生脉散 《内外伤辨惑论》

【组成】人参一钱（3g）　麦冬三钱（9g）　五味子一钱（3g）

【用法】水1杯，煎七分服（现代用法：水煎服）。

【功效】益气生津，敛阴止汗。

【主治】温热、暑热，耗气伤阴证。汗多神疲，体倦乏力，气短懒言，咽干口渴，舌干红少苔，脉虚数。

【临床应用】用于温热、暑热之邪，耗气伤阴之证。方中人参性味甘温，若属阴虚有热者，可用西洋参代替；病情急重者全方用量宜加重。

【用药禁忌】若属外邪未解，或暑病热盛，气阴未伤者，均不宜用。久咳肺虚，亦应在阴伤气耗，纯虚无邪时，方可使用。

【药理研究】生脉散能增加应激情况下小鼠对缺氧的耐受性，延长小鼠存活时间，提高小鼠对亚硝酸钠组织中毒性缺氧耐受性，抑制小鼠肉芽肿炎症反应。提示本方具有增强心肌氧供能力和抗炎的作用。

清暑益气汤《脾胃论》

【组成】炙黄芪一钱五分 (4.5g)　人参　白术　苍术　青皮　陈皮　麦冬　猪苓　黄柏各五分 (各 1.5g)　干葛　泽泻各二钱 (各 6g)　神曲八分 (2g)　炙甘草　五味子各三分 (1g)　升麻三分 (1g)　归身三分 (1g)

【用法】加生姜 3 片，大枣 2 枚，水 2 杯，煎七分服（现代用法：加生姜 3 片，大枣 2 枚，水煎服）。

【功效】清暑益气，健脾除湿。

【主治】平素气虚，又受暑湿。身热头痛，口渴自汗，四肢困倦，不思饮食，胸满身重，大便溏薄，小便短赤，苔腻，脉虚者。

【临床应用】用于元气本虚，伤于暑湿。若汗大出，为津脱，加五味子、炒黄柏、知母；若湿热伤肝肾，步行不正，腰膝痿弱，加酒洗黄柏、知母；如大便涩滞，加当归身、地黄、桃仁、麻仁。

【用药禁忌】本方用药燥性偏盛，若中暑受热者不宜使用。

【药理研究】清暑益气汤能够下调或改善溃疡性结肠炎大鼠结肠黏膜局部异常上调的免疫反应，从而抑制肠道炎症反应的扩大而发挥治疗作用。本方能提高多发性神经根炎尺神经和腓神经各刺激点的 F 波传导速度，可以用于多发性神经根炎的治疗。本方还能降低 2 型糖尿病脾虚痰浊、气阴两虚患者空腹血糖、餐后 2 小时血糖、糖化血红蛋白、血脂和 Homa 胰岛素抵抗指数。

一物瓜蒂汤《金匮要略》

【组成】瓜蒂二十个 (3g)

【用法】水 2 杯，煎八分服（现代用法：水煎服）。

【功效】清热祛湿，散水和卫。

【主治】暑湿营卫不和证。身热，身疼且重，脉弱。

【临床应用】用于暑湿证属营卫不和。若暑热偏盛，见口渴，汗出，可加石膏、知母等以祛暑清热。

【用药禁忌】由于本方性寒，故脾虚者应慎用。瓜蒂有毒，其中毒的主要原因是用量过大，故使用本方时应注意使用剂量。

【药理研究】一物瓜蒂汤能刺激胃感觉神经，能反射地兴奋呕吐中枢而起催吐作用；能降低血清谷丙转氨酶，增加肝糖原蓄积，抑制肝细胞纤维增生，防止肝细胞脂肪及变性而起保肝作用。

五、治疗案例

案例 1：患儿，女，2 岁。因发热、喜饮、多尿、无汗于 2000 年 8 月 14 日来本院门诊，经体检、化验后诊断为夏季热，予静滴青霉素、肌注和口服退热剂。连续 4 天，体温始终升降不稳而要求中医治疗。8 月 18 日上午体温 40℃，精神倦怠、喜饮、多尿、无汗，心肺常规检查无异常，指纹紫，舌红，苔白略腻，血常规检查，除淋巴细胞稍有升高外，无其他异常，白虎汤合王孟英清暑益气汤加减治之。生石膏 15g，西洋参 10g，石斛 10g，麦冬 12g，竹叶 10g，甘草 3g，粳米 12g，滑石 10g，煎二汁，混合，分 6 次口服，每隔 3 小时 1 次。8 月 19 日，服药后有微汗，热稍降，体温为 38.7℃，精神稍有好转，口渴减轻，再服原方。8 月 20 日，热退，不欲饮水，精神活泼，随访 4 天，未再发热。[王志军，戴明洪. 白虎汤合清暑益气汤治疗小儿夏季热 10 例 [J]. 现代中西医结合杂志，2008，17 (17)：2610]

案例 2：黄某，男，4 岁，2001 年 7 月 26 日初诊。3 日前进食冷饮，又在空调房间乘凉，当晚即发热，连日来静脉注射双黄连注射液及氨苄青霉素、先锋霉素、地塞米松等，均未退热，体温在 38.5℃~39.8℃之间。刻诊：发热，恶寒，无汗，纳差，恶心，困乏。舌尖红苔白厚，脉浮。诊为暑温初起，兼感风寒。予散寒解表，祛暑化湿法，予新加香薷饮内服。处方：香薷 6g，藿香 5g，淡豆豉 5g，银花 10g，鲜扁豆 10g，厚朴 6g，连翘 6g，半夏 6g。一剂，水煎，内服。1 剂后汗出而热退，上方去淡豆豉再进 1 剂病愈。[郭亚雄，刘乾生，王萍. 新加香薷饮治疗小儿夏季发热 43 例 [J]. 现代中医药，2003，(5)：44]

泄 泻

一、原文

湿气胜　五泻成　胃苓散　厥功宏　湿而热　湿而冷　芪附行连苓程　湿挟积　曲楂迎　虚兼湿　参附苓　脾肾泻　近天明四神服　勿纷更　恒法外　内经精　肠脏说　得其情　泻心类　特丁宁

二、阐释

湿邪侵入，脾胃受伤，运化失常，时常会引起泄泻。因此，湿气过盛是导致泄泻的主要原因。胃苓散具有祛湿和胃，行气利水的功效，在治疗湿邪为主的泄泻方面，它的疗效十分显著。但在临床上还应注意病邪的兼夹，灵活加减。若湿热泄泻，可以加入黄芩、黄连等药物清热燥湿；如寒湿泄泻，可以加入吴茱萸、附子等药物，用以增强燥湿散寒的作用；腹痛明显者，加用木香来行气止痛；湿胜兼有食积内停所致泄泻者，可以加入神曲、山楂消食化积；兼有酒积的加葛根以解酒消积；如果是湿邪为患，伴有体质虚弱的泄泻，用胃苓散加人参、茯苓等补益利湿之品。

脾肾阳虚所致的泄泻，多发于天亮以前，时间较为固定，因此称为"五更泻"或"肾泻"。临床表现为黎明前脐腹疼痛，肠鸣泄泻，形寒肢冷，腰膝酸软，舌淡苔白，脉沉迟无力。用以治疗的主要方剂为四神丸，或者加入白术、人参、干姜、附子、茯苓、罂粟壳等药物，以温肾健脾，涩肠止泻。然而此类方剂应该长期服用，不能频繁变更处方，否则就会影响疗效。

如果使用上述常规治疗方法疗效不佳时，则应进一步探究《内经》中治疗泄泻的肠脏学说。针对寒热错杂的复杂病机，治疗中可以使用仲景在《伤寒论》所载的泻心汤一类的方剂来治疗。

三、概说

泄泻是以排便次数增多，粪质稀溏或完谷不化，甚至泻出如水样为主症的病证。古有将大便溏薄而势缓者称为泄，大便清稀如水而势急者称为泻，现临床一般统称泄泻。本病一年四季均可发生，但以夏秋两季多见。凡属消化器官发生功能或器质性病变导致的腹泻，如急性肠炎、炎症性肠病、肠易激综合征、吸收不良综合征、肠道肿瘤，或其他脏器病变影响消化吸收功能以泄泻为主症者，均属本病的范畴。

(一) 诊断依据

1. 以大便粪质稀溏为主要依据，或完谷不化，或粪如水样，大便次数增多，每日三五次以至十数次以上。

2. 常兼有腹胀腹痛，起病或急或缓，常先有腹痛，继而发生腹泻。

3. 暴泻者多有暴饮暴食或误食不洁之物的病史。迁延日久，时发时止者，常由外邪、饮食或情志等因素诱发。

（二）泄泻的分类

泄泻临床上根据病情的轻重缓急，患病时间的长短，以暴泻和久泻来统括寒热虚实。暴泻属实，实证有寒湿内盛、湿热伤中、食滞肠胃三类；久泻属虚，虚证有脾胃虚弱、肾阳虚衰之分；而肝气乘脾，多属虚实夹杂。

（三）相关检查

显微镜下粪便检查包括观察血细胞数及病原体，粪便培养可找出病原菌等。慢性泄泻可进行结肠内镜、小肠镜检查。关于 X 线检查，慢性腹泻可考虑做结肠钡剂灌肠及全消化道钡餐检查，以明确病变部位。腹部 B 超或 CT 检查有助于腹部疾病的诊断。

（四）泄泻的治疗

湿邪为泄泻的主要病理因素，脾虚湿盛是其发病关键，故治疗应以运脾化湿为主要原则。暴泻以湿盛为主，重用化湿，佐以分利之法。再根据寒湿和湿热的不同，分别采用温化寒湿与清热化湿之法。挟有表邪者，佐以疏解；挟有暑邪者，佐以清暑；兼有伤食者，佐以消导。久泻以脾虚为主，当以健脾为先。因肝气乘脾者，宜抑肝扶脾；因肾阳虚衰者，宜温肾健脾；中气下陷者，宜升阳举陷；泄不止者，宜固涩止泻。

（五）泄泻的预防

注意个人卫生，饭前便后要洗手，不喝生水，不食腐败食物，集体食堂要加强卫生管理、水源管理，消灭蚊蝇，防止食物污染。起居有常，饮食有节，不过饱过饥，定时定量，进食时细嚼慢咽，以免损伤脾胃。夏季暑湿盛行，切勿贪凉饮冷，或冒雨涉水，以防止暑、热、寒、湿之邪的侵袭。

四、常用方剂

胃苓散《普济方》

【组成】苍术一钱五分，炒 (4.5g)　白术　厚朴各一钱五分(4.5g)　桂枝一钱 (3g)　陈皮　泽泻　猪苓各一钱五分 (4.5g)　炙甘草七分 (2g)　茯苓四钱(12g)

【用法】加生姜 5 片，水 3 杯，煎八分服（现代用法：加生姜 5

片，水煎服）。

【功效】祛湿和胃，行气利水。

【主治】水湿内停气滞之泄泻。泄泻不止，腹胀，水谷不分，以及水肿，小便不利。

【临床应用】若食欲不振者，加山楂、神曲、麦芽以助消食导滞；兼有脾阳虚衰，阴寒内盛者，可合用理中丸以温中散寒；如果久泻不止，中气下陷，或兼有脱肛者，可合用补中益气汤以健脾益气，升阳举陷。

【用药禁忌】本方药性偏于渗利，不宜长期服用。

四神丸 《内科摘要》

【组成】补骨脂四两，酒炒 (120g)　　肉豆蔻面裹煨，去油　　吴茱萸泡　五味子炒，各二两 (各60g)

【用法】用红枣五两，生姜五两，同煮。去姜，将枣去皮核捣烂为丸，如桐子大。临卧服三钱，米汤下（现代用法：丸剂，每次6~9g，日服2次；汤剂，加姜枣，水煎服）。

【功效】温肾暖脾，固肠止泻。

【主治】脾肾阳虚之肾泄证。五更泄泻，不思饮食，食不消化，或久泻不愈，腹痛肢冷，神疲乏力，舌淡，苔薄白，脉沉迟无力。

【临床应用】原书注加白术、附子、罂粟、人参更效。若久泻中气下陷而见脱肛者，可加黄芪、升麻以升举阳气；若脾肾阳虚甚而见洞泄无度，畏寒肢冷者，可加肉桂、附子以温肾暖脾。

【用药禁忌】饮食积滞未消而致泄泻者禁用。

【药理研究】四神丸既可降低药物致泻小鼠的腹泻率与稀便率，又可明显减轻小鼠的腹泻程度，表明本方具有良好的涩肠止泻作用。

生姜泻心汤 《伤寒论》

【组成】生姜切，四两 (12g)　　甘草炙，三两 (9g)　　人参三两(9g)　干姜一两(3g)　　黄芩三两 (9g)　　半夏洗，半升(9g)　　黄连一两(3g)　　大枣擘，十二枚 (4枚)

【用法】上8味，以水1升，煮取6升，去渣，再煎，取3升，温服 1 升，日 3 服（现代用法：水煎服）。

【功效】和胃降逆，散水消痞。

【主治】水热互结之痞证。伤寒汗出解之后，胃中不和，心下痞硬，干噫食臭，胁下有水气，腹中雷鸣，下利。

【临床应用】恶心呕吐者，加半夏、竹茹以和胃降逆；邪热偏盛，伴身热口苦者，加秦皮、白头翁、黄柏、连翘以清热解毒；若湿邪偏盛者，加厚朴、苍术、茯苓、滑石、车前子以行气利水。

【用药禁忌】本方无行气作用，故脾虚气滞而致病者不宜服用。

黄连汤 《伤寒论》

【组成】黄连三两 (9g)　　半夏半升 (9g)　　甘草炙　干姜　桂枝各三两 (各9g)　　人参二两 (6g)　　大枣擘，十枚（四枚）

【用法】以水 1 斗，煮取 6 升，去渣，温服 1 升，日 3 服，夜 2 服（现代用法：水煎服）。

【功效】平调寒热，和胃降逆。

【主治】上热下寒证。胸脘痞闷，烦热，气逆欲呕，腹中痛，或肠鸣泄泻，舌苔白滑，脉弦。

【临床应用】若呕吐酸苦水，加吴茱萸以降逆止呕；泄泻较剧者，加茯苓以利水止泻。

【用药禁忌】若为气滞等原因而致者，不宜使用本方。

甘草泻心汤 《伤寒论》

【组成】甘草炙，四两 (12g)　　黄芩三两 (9g)　　人参三两 (9g)　　半夏洗，半升 (9g)　　大枣擘，十二枚 (4枚)　　黄连一两 (3g)　　干姜三两 (9g)

【用法】上 7 味，以水 1 升，煮取 6 升，去渣，再煎，取 3 升，温服 1 升，日 3 服（现代用法：水煎服）。

【功效】益气和胃，消痞止利。

【主治】寒热互结，胃气虚弱之痞证。下利日数十行，谷不化，心下痞，干呕，心烦不安等。

【临床应用】兼有食滞者，加神曲、山楂、麦芽；夹暑湿者，加藿香、香薷、佩兰、荷叶等清暑化湿之品；腹痛腹胀者，加白芍、木香以理气缓急止痛。

【用药禁忌】寒热互结属实证者忌用。

半夏泻心汤 《伤寒论》

【组成】半夏半升，洗 (12g)　黄芩　干姜　人参各三两 (各9g)　黄连一两 (3g)　大枣擘，十二枚 (4枚)　甘草炙，三两 (9g)

【用法】上7味，以水1斗，煮取6升，去渣，再煮，取3升，日3服（现代用法：水煎服）。

【功效】寒热平调，消痞散结。

【主治】寒热互结之痞证。心下痞，但满而不痛，或呕吐，肠鸣下利，舌苔薄黄而腻。

【临床应用】若热多寒少以黄芩、黄连为主；寒多热少重用干姜；浊饮上逆重用半夏。

【用药禁忌】若为食积等原因所致者，不宜使用本方。

【药理研究】通过观察本方对人体腹泻、动物腹泻模型、离体肠管及小肠输送功能的影响，发现本方对炎症性腹泻有效，但对肠管收缩反应及小肠输送功能无明显影响。

干姜黄芩黄连人参汤 《伤寒论》

【组成】干姜　黄芩　黄连　人参各三两 (各9g)

【用法】以水6升，煮取2升，去滓，温服（现代用法：水煎服）。

【功效】辛开苦降，调和脾胃。

【主治】寒热交阻之吐利证。烦热，口苦，呕逆，食入即吐，下利，舌苔白。

【临床应用】若痞证呕甚，或舌苔厚腻者，可去人参、大枣，加枳实、生姜以理气止呕。

【用药禁忌】苦寒之品倍于辛温，不宜久服，以防伤中。

【药理研究】主要有松弛胃肠平滑肌，抗溃疡，增强免疫功能等作用。

厚朴生姜半夏甘草人参汤《伤寒论》

【组成】 厚朴炙，去皮，半斤（24g）　生姜切，半斤（24g）　半夏洗，半斤（24g）　甘草炙，二两（6g）　人参一两（3g）

【用法】 上药以水 1 斗，煮取 3 升，去滓，每服 1 升，温服（现代用法：水煎服）。

【功效】 温运脾阳，宽中除满。

【主治】 胃虚呕逆，痞满不食。亦治妊娠腹胀后重，赤白相兼之痢。

【临床应用】 若腹胀痛嗳气者，加木香、乌药以理气温中；夹湿者，加苍术、厚朴、防风以升阳燥湿；夹食者，加焦三仙以消食导滞；伴口燥咽干，气短乏力，阴津损伤者，加天花粉、芍药、五味子、黄精以养阴生津。

【用药禁忌】 非脾虚气滞原因所致者，均非本方治宜。

五、治疗案例

案例 1：患者，男，56 岁。患慢性结肠炎 9 个多月，服用乳酶生、泻痢停、利福平等药，时轻时重。1994 年 10 月 22 日就诊，患者面黄肌瘦，神疲乏力，腰酸肢冷，腹胀食少，每日大便 4~5 次，多则 7~8 次，不成形，且排便时伴有腹痛，舌质淡，苔薄白，脉沉细。证属脾肾虚寒，以四神丸加葛根、车前子适量，每日 1 剂，1 剂两煎，分 2 次口服。服药 6 天，大便日 2~3 行，并成形，腹痛亦止。服药 2 周，大便如常。之后继服 20 余剂，以巩固疗效。随访迄今未复发。[刘思印，肖合聚，李凤荣.四神丸加减治疗脾肾虚寒性泄泻 22 例 [J].湖北中医杂志，1999，增刊（21）：75]

案例 2：患者，男，42 岁。2002 年 5 月 20 日初诊，腹痛、腹泻半年余，曾做纤维肠镜检查，诊为直肠、乙状结肠炎。近因嗜食生冷油腻而复发，腹胀痛，喜温按，肛门灼热，口苦纳呆，口干不欲饮，面白体瘦，神倦乏力，气短头晕，四肢欠温，舌质淡红，苔黄腻，脉细数。辨为脾肾气虚，寒热错杂之证，予半夏泻心汤加味。半夏 10g，黄芩 12g，川连 6g，干姜 6g，党参 10g，炙甘草 6g，大枣 5 枚，砂仁 6g，秦皮 10g，水煎服，日 1 剂。药后 10 天，大便无黏液白冻，但仍溏，肛门肿胀，连服 30 剂，诸证消失。追访 2 年未见复发。[周璟.半夏泻心汤的临床应用 [J].黑龙江中医药，

2007，1 期：29]

眩 晕

一、原文

眩晕症　皆属肝　肝风木　相火干　风火动　两动搏　头旋转
眼纷繁　虚痰火　各分观　究其指　总一般　痰火亢　大黄安
上虚甚　鹿茸餐　欲下取　求其端　左归饮　正元丹

二、阐释

眩晕是指目眩和头晕的总称，多属于肝经的病变。肝经属厥阴
风木之脏，内里寄居相火，肝风和相火都属阳而主动，这两种邪气
相互作用，火借风势，风助火威，风火升腾，则引起眩晕的发生。

历代医家，对眩晕的产生原因有虚、痰、火三种不同学说。《内
经》理论阐释为肾精虚损则头晕目眩，张仲景说是痰饮为先，刘完
素认为是风火，朱丹溪说是痰火。虽然几种说法不尽相同，但深究
这些不同的观点，其本质还是一脉相承的。从五行而论，肾为肝之
母，肾虚则水不涵木，而致肝木生风，肝旺克伐脾土，脾虚则生湿
生痰。《内经》说其虚者，是指病的根本，其他医家言其实者，是
说病的表现，他们的实质是相互密切关联的。

痰火眩晕、上虚眩晕和下虚眩晕的治疗方剂如下：如果是由于
痰火亢盛所致的上实之证，朱丹溪用一味大黄散除痰降火；如果眩
晕是由于上虚所致，就用鹿茸酒来治疗，或用补中益气汤、芪术膏
之类，此证亦可加入钩藤、天麻、菊花等药物以平肝潜阳；如果病
因是由于下虚上盛之证，应该选用上病下取之法，以治其根源，即
欲荣其上，必灌其根，选用加味左归饮、正元丹等，都是滋补肝肾
之阴，治疗下虚眩晕的有效方剂。

三、概说

眩晕出自《内经》至真要大论等篇，眩，眼花；晕，头旋，因临
床上头晕与眼花常同时并见，故合称为"眩晕"。轻者闭目可止，重
者如坐车船，旋转不定，不能站立，或伴有恶心、呕吐、汗出等症
状；严重者可突然昏倒。外感六淫，内伤气血脏腑，皆可导致本症，
而以风火、湿痰、正虚者居多。西医的高血压、低血压、低血糖、

贫血、梅尼埃病、脑动脉硬化、椎基底动脉供血不足、神经衰弱等病，临床以眩晕为主要症状表现者，均属本病的范畴。

（一）诊断依据

1. 头晕目眩，视物旋转，轻者闭目即止，重者如坐车船，甚则仆倒。

2. 严重者可伴有头痛、项强、恶心呕吐、眼球震颤、耳鸣耳聋、汗出、面色苍白等表现。

3. 多有情志不遂、年高体虚、饮食不节、跌仆损伤等病史。

4. 慢性起病，逐渐加重，或反复发作。

（二）眩晕的分类

眩晕虽然表现在上，但其病理部位则有不同，就眩晕的发病部位而言，与肝、脾、肾三脏功能失调有关，其发病以虚证居多。肝阳上亢、痰浊中阻此二型为眩晕实证，多见于眩晕发作期。气血亏虚、肝肾阴虚二型表现为虚证，多见于眩晕轻证或其发作的缓解期。

（三）相关检查

血红蛋白、红细胞计数、测血压、心电图、脑干诱发电位、眼震电图、颈椎 X 线摄片、经颅多普勒、必要时作 CT 及 MRI 等项检查，有助于明确诊断。

（四）眩晕的治疗

眩晕的治疗原则不外乎补虚泻实，调整阴阳。从虚实方面讲，精虚者，填精生髓，滋补肾阴。气血虚者则宜益气生血，调补脾胃。实证以痰火常见。痰湿中阻者宜燥湿祛痰。肝火偏盛者，则宜清肝降火。从阴阳方面讲，本病的发生多以阴虚阳亢者居多，故应多注意滋阴潜阳的治疗方法。

（五）眩晕的预防

患者应保持心情舒畅，防止七情内伤。坚持适度的体育锻炼，如太极拳、气功、慢跑等。注意劳逸结合，避免体力和脑力劳动过度。节制房事，养精护肾。饮食定时定量，避免饥饿劳作，忌暴饮暴食及过食肥甘辛辣之品。

四、常用方剂

一味大黄散 《丹溪治法心要》

【组成】大黄酒浸，炒三次（适量）

【用法】上为末，茶调服（现代用法：上杵为散，以茶调服）。

【功效】泻火逐痰。

【主治】眩晕。头目胀痛，心烦口苦，渴不欲饮，舌苔黄腻，脉弦滑。

【临床应用】眩晕较甚，呕吐频作者，为胃失和降，可加代赭石、竹茹以和胃降逆止呕；肢体沉重，苔腻者，为湿困脾阳，可加藿香、佩兰、石菖蒲等以醒脾化湿。

【用药禁忌】气虚夹痰者，不宜使用本方。

鹿茸酒 《医学实在易》

【组成】鹿茸半两 (15g)

【用法】酒煎去滓，入麝香少许服（现代用法：入麝香少许，酒煎温服）。

【功效】补精填髓。

【主治】阳弱头晕。耳鸣，精神不振，失眠，多梦，健忘，腰膝酸软，遗精。

【临床应用】五心烦热，舌质红，脉弦细数者，为阴虚有热，可加炙鳖甲、知母、丹皮等以滋阴清热；若失眠、多梦、健忘等心肾不交症状明显者，可加阿胶、鸡子黄、酸枣仁、柏子仁等，以交通心肾，养心安神。

【用药禁忌】阴虚阳亢者不宜使用。

加味左归饮 《医学从众录》

【组成】熟地七八钱 (21~24g)　山茱萸　怀山药　茯苓　枸杞子各三钱 (各9g)　细辛　甘草炙，各一钱 (各3g)　川芎二钱 (6g)　肉苁蓉酒洗，切片，三四钱 (9~12g)

【用法】水3杯，煎八分，温服（现代用法：水煎服）。

【功效】补肾养精，充养脑髓。

【主治】肾虚头痛，及眩晕目痛。腰酸腿软，头晕眼花，耳聋失眠，遗精滑泄，自汗盗汗，口燥舌干，舌红少苔，脉细。

【临床应用】偏于阴虚有内热者可加炙鳖甲、知母、黄柏、牡丹皮等以滋阴清热；偏于阳虚者，宜补肾助阳，加入巴戟天、肉桂等温阳之品。

【用药禁忌】本方熟地量大滋腻碍胃,不宜长期大量使用。

正元丹 《古今医方集成》

【组成】人参用附子一两煮汁收入,去附子,三两(150g) 黄芪用川芎一两酒煮汁收入,去川芎,一两五钱(75g) 山药用干姜二钱煮汁收入,去干姜,一两(50g) 白术用陈皮五钱煮汁收入,去陈皮,三两(150g) 茯苓用肉桂六钱酒煮汁收入,晒干勿见火,去桂,二两(100g) 甘草用乌药一两煮汁收入,去乌药一两五钱(75g)

【用法】上6味,除茯苓,文武火缓缓焙干,勿炒伤药性,杵为散。每3钱,水1盏,姜3片,红枣1枚,同煎数沸,入盐一捻,和滓调服。服后,饮热酒一杯,以助药力(现代用法:加生姜3片,大枣1枚,水煎服)。

【功效】温助肾阳,补脾降火。

【主治】命门火衰,不能生土。吐利厥冷有时,阴火上冲,头面赤热,眩晕恶心,浊气逆满,胸胁刺痛,脐腹胀急。

【临床应用】若兼见短气喘逆,咳逆汗出等,为肾虚不能纳气,可加胡桃仁、蛤蚧等以助肾纳气。

【用药禁忌】若阴虚内热而致头晕目眩者,不宜使用本方。

呕哕吐

一、原文

呕哕吐 皆属胃 二陈加 时医贵 玉函经 难仿佛 小柴胡 少阳谓 吴茱萸 平酸味 食已吐 胃热沸 黄草汤 下其气 食不入 火堪畏 黄连汤 为经纬 若呃逆 代赭汇

二、阐释

呕哕吐,其病均属于胃病范畴,都是由于胃失和降,气机上逆而引起。呕、哕、吐这些病,临床医生大多选用二陈汤加减治疗。二陈汤倍用生姜,和胃降逆疗效好。如属胃寒,加丁砂、砂仁以散寒降逆,安胃止呕;若胃热,加黄连、鲜竹茹、石斛之类清热止呕。《金匮玉函经》对于有关如何治疗呕、哕、吐有比较详细的论述,必须深入研究,否则很难模仿。其中寒热攻补兼施的治疗方法,必须严格遵守，不能随意改动。

张仲景用小柴胡汤治疗往来寒热之少阳证呕吐的病证，如果呕吐而有酸味，可用吴茱萸汤治疗。吴茱萸汤既可治疗阳明食谷欲吐，又可治疗少阴吐利、手足逆冷、烦躁欲死，还可治疗厥阴干呕吐涎沫等病症，这些呕吐多有酸味。食物吃下以后，立即吐出，是因为患者素有胃热，加之热食入胃，两热相冲，向上升腾之故，用大黄甘草汤清泻胃热，胃气复归和降，呕吐可止。如果患者不能进食，这是由于胃火炽盛的缘故，用进退黄连汤，干姜黄连黄芩人参汤苦寒清热，是治疗热性呕吐的典范。至于呃逆，亦是胃气上逆的表现，可用旋覆代赭汤治疗。

三、概说

呕吐是指胃失和降，气逆于上，迫使胃中之物从口中吐出的一种病证。明·龚廷贤《寿世保元》曰："呕吐者，饮食入胃而复逆出也。"呕吐既可单独发生，也是临床常见的一个症状，多种急慢性疾病过程中可以伴见。如西医学中的神经性呕吐、急性胃炎、心源性呕吐、胃黏膜脱垂症、幽门痉挛或梗阻、贲门痉挛、肠梗阻、急性胰腺炎、急性胆囊炎、尿毒症、颅脑疾病以及一些急性传染病早期，如以呕吐为主要临床表现者，均属本病的范畴。

呃逆俗称打嗝，古称"哕"，是胃气上逆动膈，以气逆上冲，喉间呃呃有声，声短而频，令人不能自制为特征的病证。正如《景岳全书》所说："因其呃呃连声，故今以呃逆名之。"有持续性发作者，也有偶然性发作者，有单纯性的呃逆，也可以在其他疾病中出现。呃逆相当于西医学中的单纯性膈肌痉挛，而其他疾病如胃肠神经官能症、胃炎、胃扩张、胸腹腔肿瘤、肝硬化晚期、脑血管病以及胸腹手术后的膈肌痉挛引起的呃逆，均属本病的范畴。

（一）诊断依据

1. 呕吐

（1）初起呕吐物量多，常伴有酸腐气味，久病呕吐，时作时止，吐出物不多，酸臭气不甚。

（2）新病邪实，呕吐频繁，常伴有恶寒、发热、脉实有力；久病正虚，呕吐无力，伴有精神萎靡，倦怠乏力，面色萎黄，脉弱无力等症。

（3）常有饮食不节，过食生冷，恼怒气郁，或久病不愈等病史。

2. 呃逆

（1）呃逆以气逆上冲、喉间呃呃连声、声短而频，不能自止为主症，其呃声或高或低，或疏或密，间歇时间不定。

（2）常伴有胸膈痞闷，脘中不适，情绪不安等症状。

（3）多由感受寒邪、饮食不当、情志不遂等因素诱发，起病较急。

（二）呕哕吐的分类

1. 呕吐：呕吐一证，当详辨虚实，实证多由外邪、饮食所伤，分为外邪犯胃、饮食停滞、痰饮内阻、肝气犯胃，发病较急，病程较短；虚证多为脾胃运化功能减退，分为脾胃气虚、脾胃阳虚、胃阴不足，发病缓慢，病程较长。

2. 呃逆：呃逆初起，呃声响亮有力，连续发作，多为实证，分为胃中寒冷、胃火上逆、气滞痰阻三种类型；而呃逆时断时续，呃声低长，气虚无力，多属虚证，分为脾肾阳虚、胃阴不足两种类型。

（三）相关检查

1. 呕吐：胃肠 X 线检查、消化道内镜检查、腹部 B 超检查、CT 检查等实验室相关检查有助确诊。若呕吐不止，需检查电解质，了解有无电解质紊乱。育龄期妇女应化验小便，做妊娠试验，以排除妇女妊娠呕吐。

2. 呃逆：胃肠钡餐 X 线透视、胃动力及内镜检查可诊断胃肠神经官能症。肝功能、肾功能及 B 超、CT 等检查可诊断肝硬化、尿毒症、脑血管病以及胸腹腔肿瘤等。

（四）呕哕吐的治疗

1. 呕吐：和胃降逆是基本治疗原则，但应根据实虚的不同分别予以治疗。偏于邪实者，治宜祛邪为主，分别采用解表、清暑、利湿、消食、化痰、导滞、攻下、理气或催吐等法，邪去则呕吐自止。偏于虚者，治宜扶正为主，分别用健脾益气、温中散寒、养阴和胃等法，正复则呕吐自愈。虚实夹杂者，当标本兼顾，视其标本缓急之主次而治疗。

2. 呃逆：呃逆一证，以气逆为主，故当以理气和胃，降逆平呃为其治疗原则。具体说来，可针对病因治疗和对症治疗相结合。病因治疗，应根据寒、热、虚、实的不同，分别予以散寒、清热、补虚、泻实之法。对症治疗，即在上述治法的基础上，配伍降逆平呃的药物。

（五）呕哕吐病的预防

1. 呕吐

加强身体锻炼，提高身体素质，养成良好的生活习惯，注意防寒保暖，以减少或避免六淫之邪或秽浊之气的侵袭。保持心情舒畅，乐观向上，避免精神刺激，可防止因情志因素引起的呕吐。应注意饮食卫生，避免进食腥秽之物，不暴饮暴食，脾胃虚寒者应忌食生冷之品，胃中积热或胃阴不足者应忌食辛辣、温燥之品。

2. 呃逆

避免精神刺激，保持心情舒畅，对气逆痰阻的呃逆患者，要做好思想工作，解除其心理恐惧，不能使患者恼怒。饮食失调，素有胃寒者，勿食生冷或饮冷，更不能误服寒凉之药。若胃中有热者，忌食辛辣煎炒之食物或温燥之药。

四、常用方剂

二陈汤《太平惠民和剂局方》

【组成】夏汤洗七次 橘红各五两（各15g） 白茯苓三两（9g） 甘草炙，一两半（4.5g）

【用法】每服四钱（12g），用水1盏，生姜7片，乌梅1枚，同煎六分，去滓，热服，不拘时候（现代用法：加生姜7片，乌梅1枚，水煎服）。

【功效】燥湿化痰，理气和中。

【主治】湿痰证。咳嗽痰多，色白易咯，胸膈痞闷，恶心呕吐，肢体倦怠，或头眩心悸，舌苔白润，脉滑。

【临床应用】若咳嗽痰多而兼有恶风发热者，可加苏叶、前胡、荆芥；肺热而痰黄黏稠者，可加胆星、瓜蒌；肺寒而痰白清稀者，可加干姜、细辛、五味子；风痰上扰而头晕目眩者，可加天麻、僵蚕以息风化痰；脾虚食少便溏者，可加白术、泽泻以健脾利湿；气滞而胀满者，可加桔梗、枳壳以行气除满。

【用药禁忌】本方药性偏于温燥，阴虚痰热等证不宜使用。

【药理研究】制半夏具有较强的镇吐作用，陈皮、甘草和半夏可解除肠道平滑肌痉挛。

小柴胡汤 《伤寒论》

【组成】柴胡半斤 (24g)　黄芩三两 (9g)　人参三两 (9g)　甘草炙,
三两 (9g)　半夏洗, 半升 (9g)　生姜切, 三两 (9g)　大枣擘, 十二枚 (4
枚)

【用法】上 7 味, 以水 1 斗 2 升, 煮取 6 升, 去渣, 再煎, 取 3
升, 温服 1 升, 日 3 服 (现代用法: 水煎服)。

【功效】和解少阳。

【主治】少阳呕吐证。往来寒热, 胸胁苦满, 默默不欲饮食, 心
烦, 口苦, 咽干, 目眩, 舌苔薄白, 脉弦。

【临床应用】若胆热犯胃, 呕吐重者, 与左金丸合用, 以增强
清胆和胃之力; 湿热发黄, 加茵陈、栀子以增强利湿退黄之效; 经
脉郁滞, 胁痛明显者, 加川楝子、延胡索以理气止痛; 痰热扰心,
心烦失眠, 加瓜蒌皮、琥珀以化痰宁心; 痰热蕴肺, 咳嗽痰多, 加
川贝母、芦根, 以清肺化痰; 湿热下注, 小便淋涩, 加木通、栀子
以利湿通淋; 湿热壅滞肠腑便秘, 加大黄、杏仁以行滞通腑。

【用药禁忌】本方纯属祛邪之剂, 体虚者不宜单独应用。

【药理研究】药理研究表明小柴胡汤对肝胆、中枢神经、血液
循环、胃肠道等多个系统均有影响, 并具有调节内分泌和抗炎、抗
肿瘤、抗病毒、对放射性损害的防护作用。另据报道, 本方还有促
消化、镇吐、祛痰、镇咳、镇静等各种作用。

吴茱萸汤 《伤寒论》

【组成】吴茱萸汤洗, 一升 (9g)　人参三两 (9g)　大枣擘, 十二枚 (4
枚)　生姜切, 六两 (18g)

【用法】以水 7 升, 煮取 2 升, 去滓, 温服 7 合, 日 3 服 (现代
用法: 水煎服)。

【功效】温中补虚, 降逆止呕。

【主治】虚寒呕吐证。食谷欲呕, 畏寒喜热, 或胃脘痛, 吞酸嘈
杂; 或厥阴头痛, 干呕吐涎沫; 或少阴吐利, 手足逆冷, 烦躁欲死。

【临床应用】若呕吐甚者，加陈皮、半夏以降逆止呕；头痛甚者，加川芎、当归以养血止痛；里寒较甚者，加附子、干姜以温里散寒；吞酸嘈杂，加乌贼骨、煅瓦楞子以制酸和胃。

【用药禁忌】本方药性偏于温燥，而呕吐之证又有寒热之异，若因郁热所致之呕吐苦水，吞酸或胃脘痛者忌用。

【药理研究】实验证明，方中的吴茱萸、生姜均有镇吐作用，而二药同时应用时，止吐效果更强。且四药皆用则具有最强的镇吐效果。

大黄甘草汤《金匮要略》

【组成】大黄四两 (12g)　甘草一两 (3g)

【用法】上 2 味，以水 3 升，煮取 1 升，分温再服（现代用法：水煎服，日 2 次）。

【功效】清热泻下，平冲降逆。

【主治】胃肠实热呕吐。食入即吐，腹满腹痛，大便不通或干结不爽，胃脘饱胀，不欲饮食，舌红苔黄，脉实有力。

【临床应用】胃中热甚，伴口臭口干，苔黄腻者，加芦根、黄连、黄芩以清热祛湿。

【用药禁忌】本方适用于胃之积热上冲之实证，而虚证则非所宜。

干姜黄连黄芩人参汤《伤寒论》

【组成】干姜　黄芩　黄连　人参各一钱五分 (各7.5g)

【用法】水一杯半，煎七分服（现代用法：水煎服，日 2 次）。

【功效】苦寒泄降，辛温通阳。

【主治】寒热交阻之吐利证。烦热，口苦，呕逆，食入即吐，下利，舌苔白，脉数。

【临床应用】泛酸加乌贼骨，便秘加大黄或火麻仁。

【用药禁忌】本方所治为寒热错杂于中焦而致的呕吐，若单纯性寒证或热证呕吐者，则不宜运用。

进退黄连汤《医门法律》

【组成】黄连姜汁炒 干姜炮 人参人乳拌蒸，各一钱五分（4.5g） 桂枝一钱（3g） 半夏姜制，一钱五分（4.5g） 大枣二枚

【用法】进法：用本方7味，俱不制，水3茶杯，煎1杯温服。退法：不宜用桂枝，黄连减半，或加肉桂五分。逐味制熟，煎服法同。平旦空腹服崔氏八味丸3钱，半饥服煎剂（现代用法：水煎服）。

【功效】握运中枢，透达上下。

【主治】关格。

【临床应用】若兼脾阳虚腹痛，可加入附子、肉桂等药温助脾阳；若肾阳亏虚而水肿较轻者，可适当加入牛膝、车前子之品利水渗湿。

【用药禁忌】噎膈反胃，阴液枯涸而成关格者，非此方可治。

旋覆代赭汤《伤寒论》

【组成】旋覆花三两（9g） 人参二两（6g） 生姜五两（10g） 代赭石一两（9g） 甘草炙，三两（6g） 半夏洗，半升（9g） 大枣擘，十二枚（4枚）

【用法】以水1斗，煮取6升，去滓，再煮取3升，温服1升，日3服。（现代用法：水煎服）。

【功效】降逆化痰，益气和胃。

【主治】胃气虚弱，痰浊内阻证。心下痞硬，噫气不除，或反胃呕逆，吐涎沫，舌淡，苔白滑，脉弦而虚。

【临床应用】若气逆较重，胃虚不甚者，可重用代赭石以增强其重镇降逆之功；痰多苔腻者，可加茯苓、陈皮等以化痰和胃；腹胀较甚者，可加枳实、厚朴以行气除满；脾阳虚见腹痛喜温者，可加干姜、吴茱萸以温中祛寒；内有蕴热见舌红苔黄者，可加黄连、竹茹以清泄胃热。

【用药禁忌】赭石性寒沉降，有碍胃气，中焦虚寒者，不可重用。

【药理研究】实验表明，旋覆代赭汤有较好的止呕作用，且其作用与胃复安相当。

五、治疗案例

案例1：患者，女，24岁，2007年10月5日初诊。闭经50天，

近 10 天来恶心厌食，呕吐频作，食入即呕，头昏体倦，面色苍白，终日欲卧，呕吐涎沫量多，质清，舌质淡，苔薄白，脉滑无力，HCG 检查阳性。诊断：妊娠呕吐，方用吴茱萸汤加味。吴茱萸 3g，生姜 10g，党参 10g，大枣 6g，砂仁 6g，苏梗 10g，法半夏 3g。每日 1 剂水煎，频频饮之。3 天后复诊，呕吐已除，已能进食，精神好转。拟前方去法半夏、砂仁，再服 2 剂后痊愈。[傅荣福. 吴茱萸汤的临床应用 [J]. 中国现代药物应用，2009，14 (3)：160]

案例 2：患者，男，20 岁。呕吐近半月，胃脘热痛，大便干燥，舌质红，苔薄黄少津，脉实有力，精神尚佳，初用连苏饮加竹茹、甘草，服两剂无效。仍每餐刚完即吐（平时不吐），并伴口臭，胃脘灼热，胀痛，大便 3 日未解，小便短黄，脉滑有力。此系积热在胃，腑气不通，胃热上冲之呕吐。改用泄热和胃之大黄甘草汤（大黄 12 克，甘草 3 克）。服 1 剂后，食已不吐，大便畅通，服完 2 剂，诸证消失。

案例 3：患者，女，45 岁，2007 年 8 月 6 日初诊。每年春秋季节出现胸骨后或心窝部不适，有烧灼感，嗳气，泛酸，伴有吞咽疼痛，曾多次就诊于医院，给予雷尼替丁 150mg，每天 2 次；多潘立酮 10mg，每日 3 次口服，未能彻底治愈。近 1 年来痛苦难忍，求诊于中医科。观面色萎黄，呈痛苦面容，四肢倦怠，脘腹痞闷，嗳气反酸，胸骨后灼痛，舌质淡红、苔薄白，脉细弱。胃镜诊断为反流性食管炎，中医辨证为脾胃虚弱，气逆不降。方予旋覆代赭汤加味，药用旋覆花（包煎）、茯苓各 10g，海螵蛸、生姜、生赭石（与旋覆花同包）各 15g，白术、姜半夏各 9g，党参 12g，甘草 3g，大枣 5枚。每日 1 剂，水煎服。连服 5 剂，患者症状明显缓解，停服西药，继服本方加味，2 周后患者症状基本消失，胃镜复查基本正常。[刘莉，赵淑斌. 旋覆代赭汤临床新用 [J]. 山西中医，2009，25 (9)：58]

癫狂痫

一、原文

重阳狂　重阴癫　静阴象　动阳宣　狂多实　痰宜蠲　癫虚发
石补天　忽搐搦　痫病然　五畜状　吐痰涎　有生病　历岁年

火气亢 芦荟平 痰积痼 丹矾穿 三症本 厥阴愆 体用变 标本迁 伏所主 所因先 收散互 逆从连 和中气 妙转旋 悟到此 治立痊

二、阐释

癫与狂都是精神失常的疾病。狂证原因为阳气过盛，属阳热证，表现为喧扰不宁，躁妄打骂，动而多怒。癫证原因为阴气过盛，属阴寒证，表现为沉默痴呆，语无伦次，静而多喜。狂病多属实证，多由于痰浊上扰清窍，蒙蔽心神而致。治疗方法应以祛痰为主，用礞石滚痰丸加乌梅、朱砂治疗，生铁落饮、当归承气汤也有很好的效果。癫病多属虚证，多由于患者神气虚弱而导致。治疗方法以补虚镇怯，磁朱丸有重镇安神之效。

痫病以突然昏倒，不省人事，手足抽搐，两目上视，口吐涎沫，有时会发出五畜的叫声。这种病是先天的，与生俱来的，由于在母体内受到惊恐等刺激而导致，常常多年不愈。如果火气亢盛，昏仆抽搐，治疗可以用芦荟丸来清肝泻火。如果是由于顽痰积固，蒙蔽心神引发者，可用丹矾丸来祛痰，然而不如磁朱丸用之妥当。

医生常用以上方法但效果不明显，殊不知癫、狂、痫三证的病因都在于厥阴肝经。随着患者体质强弱和症状缓急的不同，在治法上也就应该有治本与治标先后的区别。如果要治疗疾病的主要症状，必须首先明确其发病的原因，根据其不同的病因，采用收敛或疏散，从治或逆治的方法，而调和中焦脾胃之气，能够起到非常微妙的作用。如果能够领悟这些理论原则，治疗这些疾病就会收到良好效果。

三、概说

癫病是以精神抑郁，表情淡漠，沉默痴呆，语无伦次，静而少动等为特征。多由禀赋不足、七情内伤等因素导致脏腑功能失调，气滞痰结血瘀，蒙蔽心神而成。西医学的精神分裂症的精神抑郁型、躁狂抑郁症的抑郁型大致相当于本病。

狂病是以精神亢奋，躁扰喧狂不宁，毁物打骂，动而多怒，狂乱奔走，不避水火，不辨亲疏等为特征。病由大怒惊恐，触动肝火，心火或阳明腑热上冲，神明被扰，不能自主而成。西医学精神分裂症的紧张性兴奋型、躁狂抑郁症的躁狂型、急性反应性精神病的反应性兴奋状态等大致相当于本病。

痫病，又名"癫痫"、"羊痫风"，是一种反复发作的神志异常疾病。以突然昏不识人，口吐涎沫，两目上视，四肢抽搐，昏倒时喊叫一声，移时可自行苏醒。部分患者由于发作频繁损伤正气而思维迟钝，精神不振。本病与西医学的癫痫基本相同，无论原发性癫痫，还是继发性癫痫，均属本病的范畴。

（一）诊断依据

1. 癫证

（1）有精神抑郁，多疑多虑，或焦急胆怯，自语少动，或悲伤善哭，呆痴等性格和行为异常表现。

（2）多有情志刺激、意欲不遂等诱发因素。

（3）有家族史，排除药物原因导致者。

2. 狂证

（1）突发精神错乱，哭笑无常，妄语高歌，狂躁不安，不避亲疏，打人毁物等精神、言语、举止不正常状态。

（2）有情志刺激、意愿不遂等诱发因素，或有家族史。

（3）排除药物、温热暑湿、外伤等原因所致者。

3. 痫证

（1）全面性发作时突然昏倒，项背强直，四肢抽搐。或有口中如作猪、羊叫声，或仅两目瞪视，呼之不应，或头部下垂，肢软无力。部分发作时可见多种形式，如口、眼、手等局部抽搐而无突然昏倒，或幻视，或失神，或呕吐、多汗，或无意识的动作等。

（2）起病急骤，发作时间长短不一，但移时方醒，醒后复如常人，无后遗症，且反复发作，每次发作的情况基本相同。

（3）多有家族史，或产伤史，或颅脑外伤史。每因惊恐、劳累、情志过极而诱发。

（4）有的发作前有眩晕、胸闷等先兆。

（二）癫狂痫的分类

1. 癫证：早期多为实证，中期多为虚实夹杂，后期多为虚证。临床上可分为肝郁气滞、痰气郁结、心脾两虚、气阴两虚四种类型。

2. 狂证：根据本病的新久虚实，临床上可分为痰火扰神、火盛伤阴、痰结血瘀、瘀血阻窍、心肾失调五种类型。

3. 痫证：休止期多虚或虚中挟实，风痰闭阻、痰火扰神属实，而心脾两虚、肝肾阴虚属虚。发作期多实或实中挟虚，阳痫发作多为实证，阴痫发作多为虚证。

（三）相关检查

1. 癫证：脑电图检查是否有阳性表现，必要时做颅脑 CT、MRI 检查有助于诊断。

2. 狂证：头颅 CT、MRI、脑脊液检查等实验室检查有助于诊断。

3. 痫证：脑电图检查有异常，可助于诊断。有条件者行头颅 CT、磁共振检查，亦有助于明确诊断。

（四）癫狂痫的治疗

1. 癫证：癫证的病性特点为本虚标实，虚实夹杂。初期多以邪实为主，治疗当根据气滞、痰浊之偏重，而相应采取理气开郁、化痰开窍之法；中期以虚实夹杂居多，治疗则当扶正祛邪；后期多正虚，或心血不足，或心脾两虚，故治疗又当以补益心脾、养血安神为其治法。

2. 狂证：狂病起始，属阳证、热证、实证。当以涤痰、泻火、通腑泄热、活血通络、祛邪为主；发病日久，阴血受伤，又当以健脾益气生血、滋阴养血等扶正以祛邪之法调理。

3. 痫证：痫证治疗宜分清标本虚实，频繁发作时以治标为主，着重豁痰顺气、息风开窍以定痫。平时以治本为重，宜健脾化痰、补益肝肾、养心安神等以调理脏腑，平顺气机，以祛其生痰动风之源。

（五）癫狂痫病的预防

1. 癫证

对性格内向的人，如果处于生活、学习、工作紧张等压力较大的情况下，应特别注意劳逸结合，舒畅情志。如遇有意志不遂，应及时予以心理疏导，尤其对有本病家族遗传史者更应注意。

2. 狂证

平素应尽量积极参加有益的文体活动，如下棋、绘画、弹琴、看书、郊游等以贻情悦志，提高心理素质，培养乐观向上的人生态度。若情志不畅，或突遭变化，或邻里纠纷者，须及时予以心理疏导，并在生活、学习、工作中予以关心和照顾。

3. 痫证

首先积极寻找诱发因素，并尽量避免，防止诱发本病发作。保持精神愉悦，切勿忧郁暴怒，起居有常，劳逸适度，保证充足的睡眠时间。不宜驾车、骑车及高空水上作业。积极治疗某些原发疾病，孕妇期应避免惊吓，胎产时防止胎伤。注意避免脑外伤发生。

四、常用方剂

滚痰丸 《玉机微义》

【组成】大黄酒蒸　片黄芩酒洗净，各八两（各240g）　礞石一两，捶碎，同焰硝一两，投入小砂罐内盖之，铁线缚定，盐泥固济，晒干，火煅红，候冷取出（30g）　沉香半两（15g）

【用法】为细末，水丸如梧桐子大。每服四五十丸，量虚实加减服，清茶、温水下，临卧食后服（现代用法：水泛小丸，每服8~10g，日1~2次，温开水送下）。

【功效】泻火逐痰。

【主治】实热老痰证。癫狂惊悸，或怔忡昏迷，或咳喘痰稠，或胸脘痞闷，或眩晕耳鸣，或绕项结核，或口眼蠕动，或梦寐奇怪之状，或骨节卒痛难以名状，或噎塞烦闷，大便秘结，舌苔黄厚，脉滑数有力。

【临床应用】若胃肠燥热见大便秘结较甚者，可加瓜蒌仁或芒硝以润肠泻热；痰浊扰心而见烦热不寐者，可加黄连、胆星、石菖蒲、远志以清心宁心；小儿急惊风，而见面青抽搐，属痰火引动肝风者，可加羚羊角、钩藤、僵蚕等以息风止痉。

【用药禁忌】本方药力峻猛，凡中气不足，脾肾阳虚，脾胃虚弱者，以及孕妇，禁用本方。对于形气壮实，痰火胶结者，宜用本方，然须病除即止，勿久服过用。

生铁落饮 《证治准绳》

【组成】铁落一盏（24g），用水六杯，煮取三杯，入下项药　石膏一两（30g）　龙齿　茯苓　防风各七分（各2g）　玄参　秦艽各五钱（各15g）

【用法】上为粗散，入铁汁中，煮取5升，去渣，入竹沥1升和匀，温服2合，无时，日5服（现代用法：铁落水3杯，煎1杯服，一日 2 次)。

【功效】镇心涤痰，泻肝清火。

【主治】狂妄不避亲疏。痰火热狂，白沫潮痰。

【临床应用】若烦热、渴饮者，加知母、天花粉以清热生津，除烦止渴；心烦不寐，痰热甚者，酌加黄连、生地、竹茹、枳实，以增清热涤痰安神之力；目赤甚，舌苔黄厚者，加羚羊角粉以清肝泻火明目。

【用药禁忌】此方在狂证初起，属阳热证候时当用，若日久虚证则应忌用。

当归承气汤《素问病机气宜保命集》

【组成】当归尾一两 (30g)　　大黄酒洗　芒硝　枳实　厚朴各五钱 (各 15g)　甘草炙, 三钱 (9g)

【用法】水 2 杯，入生姜 5 片，大枣 10 枚，煎八分（现代用法：加生姜 5 片，大枣 10 枚，水煎服）。

【功效】清泻胃热，泻下滋阴。

【主治】阳狂。奔走烦躁，骂詈不避亲疏，皮肤枯燥，或咽干鼻干，或便尿不通。

【临床应用】本方以大利为度，若下利微缓，则以瓜蒂散加防风、藜芦，使之呕吐，其病自愈。

【用药禁忌】若大便通利者，谨慎使用本方。

温胆汤《三因极一病证方论》

【组成】夏汤洗七次　竹茹　枳实麸炒, 去瓤各二两 (各 6g)　　陈皮三两 (15g)　甘草炙, 一两 (3g)　茯苓一两半 (4.5g)

【用法】上锉为散。每服四大钱 (12g)，水一盏半，加生姜 5 片，大枣 1 枚，煎七分，去滓，食前服（现代用法：加生姜 5 片，大枣 1 枚，水煎服）。

【功效】理气化痰，清胆和胃。

【主治】胆胃不和，痰热内扰证。心烦不寐，触事易惊，或夜多异梦，眩悸呕恶，或癫痫。

【临床应用】若心神不宁见虚烦不眠较重者，可重用茯苓，并加酸枣仁、远志、石菖蒲以宁心安神；热邪偏重见口苦心烦，舌苔黄腻，脉滑数者，可加黄连以清热燥湿；痰浊壅盛，肝风上扰者，可加白矾、郁金、石菖蒲以涤痰开窍，或全蝎、钩藤以息风止痉。

【用药禁忌】本方适用于胆胃不和，痰热内扰之证，但其热象较轻者。若痰热较重，本方力量略显不足，当随证化裁。

【药理研究】本方有祛痰镇静作用。用加味温胆汤小鼠腹腔注射，可制止自发活动，作用与剂量呈线性关系。能对抗咖啡因诱发的运动亢进，可明显增强催眠药物的作用。

当归龙荟丸 《黄帝素问宣明论方》

【组成】当归　龙胆草　栀子　黄连　黄柏　黄芩各一两 (各30g)　芦荟　青黛　大黄各半两 (各15g)　木香一分 (4.5g)　麝香半钱 (1.5g)

【用法】上为末，炼蜜为丸，如小豆大，小儿如麻子大。生姜汤下，每服20丸。（现代用法：为末，用水泛为丸，每次口服6g，1日1次，温开水送下）。

【功效】清泻肝胆实火。

【主治】肝胆实火证。头晕目眩，神志不宁，谵语发狂，或大便秘结，小便赤涩。

【临床应用】若痰浊中阻，肝胃气逆见眩晕呕恶者，可加菊花、僵蚕以平肝息风。

【用药禁忌】孕妇忌用；体虚便溏者慎用。

【药理研究】麝香、黄芩有一定的镇静作用。

丹矾丸 《张氏医通》

【组成】黄丹一两 (50g)　白矾二两 (100g)

【用法】2味入银罐中煅通红，为末。入腊茶一两，不落水猪心血为丸，朱砂为衣。每服30丸，茶清送下（现代用法：以猪心血为丸，朱砂为衣，每服9g，茶水调服）。

【主治】五痫。

【临床应用】若伴有痰声辘辘，加竹沥、半夏豁痰开窍；眩晕者，加龙骨、牡蛎重镇息风；便秘不通者，加大黄通腹泻热。

【用药禁忌】气虚或脾虚痰气壅塞者，不宜使用本方。

磁朱丸《备急千金要方》

【组成】磁石二两 (60g)　　朱砂一两 (30g)　　神曲四两 (120g)

【用法】上药为末，炼蜜为丸，如梧子大。饮服 3 丸，每日 3 次 (现代用法：上药研末，炼蜜为丸，每服 6g，每日 2 次，开水送服)。

【功效】重镇安神，聪耳明目。

【主治】心肾不交，神志不安证。心悸失眠，耳鸣耳聋，视物昏花。亦治癫痫。

【临床应用】若神志不安兼头晕目眩，目涩羞明等肝肾阴虚表现明显者，宜配合六味地黄丸同用；痰多者，可加胆南星、制半夏、天竺黄等清热燥湿化痰。

【用药禁忌】本方为镇摄之剂，胃气虚弱，纳谷不佳，消化迟缓者，少用为宜。朱砂为矿物类药品，含硫化汞等物质，不宜多用、久用，防止引起中毒。

【药理研究】磁朱丸有镇静催眠作用。朱砂有镇心安神功效，具有抗心律失常作用，磁石、朱砂内服有镇静催眠作用。

五、治疗案例

案例 1：患者，男，40 岁，于 1993 年 4 月 12 日住院。患者 10 日前受惊吓刺激而发癫狂，经某精神病院临床治愈，但常因饮酒引发。入院前曾因大量饮酒，症见全身颤抖，语无伦次，少卧不饥，怒骂叫号。入院后曾用大量氯丙嗪等治疗 3 天，病情如旧，方思给予中药治疗。查便秘尿赤，面红口干，舌红苔黄燥，脉滑数。拟为痰火扰心，蒙蔽心窍所致癫狂，给予礞石滚痰丸加味治疗。药用礞石 10g，沉香 10g，黄芩 10g，大黄（后入）15g，芒硝（冲服）20g，石菖蒲 15g，法半夏 10g，胆南星 12g，枳实 6g，厚朴 6g，朱砂（研冲）6g。服 1 剂，泻下大量燥屎，病情恢复近常。遂随症加减 3 剂，病愈出院。出院后给予健脾方剂，嘱其服半个月，并嘱戒酒。该患者于 1994 年 6 月 17 日又犯酒戒，上病复发。即予原方，1 剂而止，如前调治出院，至今未发。［王钦忠. 滚痰丸治疗癫狂的体会［J］.

福建中医药，2001，32（6）：31]

案例 2：患者，男，11 岁，2006 年 3 月 5 日初诊。患者年前与一男孩打架，而后突然发病，尖叫一声跌倒在地，四肢抽搐，项强，头后仰，面唇青紫，小便自遗并破口唇，发作约 4 分钟始醒。此后，每月发作 1~2 次，经脑电图检查诊断为癫痫。患者平素身体健康，面红润，大便略干，小便赤，喜食凉物。舌质红绛，舌苔腻，表面微黄，脉弦滑。处方如下：半夏 8g，陈皮 6g，茯苓 8g，枳实 8g，竹茹 8g，甘草 5g，生姜 3 片，大枣 1 枚水煎服，每日 1 剂，早晚温服。煎服 4 剂后，又加入酸枣仁 10g，石菖蒲 5g，连服 18 剂。服后观察 3 个月未作。2008 年 10 月随访，诉癫痫未再发作，且学习成绩良好。

[朱清哲，杨旭. 温胆汤临床应用经验 [J]. 世界中医药，2010，5（2）：124]

五淋癃闭赤白浊遗精

一、原文

五淋病　皆热结　膏石劳　气与血　五淋汤　是秘诀　败精淋加味啜　外冷淋　肾气咽　点滴无　名癃闭　气道调　江河决　上窍通　下窍泄　外窍开　水源凿　分利多　医便错　浊又殊　窍道别　前饮投　精愈涸　肾套谈　理脾恪　分清饮　佐黄柏　心肾方　随补缀　若遗精　另有说　有梦遗　龙胆折　无梦遗　十全设　坎离交亦不切

二、阐释

五淋的发病病因，多是由于热气结聚于膀胱所致。古代医家，将淋病按临床表现分为膏淋、石淋、劳淋、气淋、血淋。五淋汤是治疗各种淋证的秘诀。石淋，以此汤送服发灰、滑石粉、石首鱼内的石头。膏淋，用此汤与萆薢分清饮合用。气淋，加荆芥、香附、生麦芽，不愈再加升麻或用吐法。劳淋，与补中益气汤合用。血淋，以此汤加牛膝、郁金、桃仁水煎，入麝香少许温服。败精淋，可以用五淋汤加萆薢、石菖蒲、菟丝子来治疗。此外，还有冷淋，应该用肾气丸来治疗。

小便点滴难出，甚至完全闭止，称为癃闭。治疗癃闭，首先应当调畅三焦气机。气机调畅，小便自然通畅，就像江河决口一样，一泻而下。如果上窍通畅了，下窍也就通利了，汗孔开泄，就能宣发肺气、通调水道，则全身水液就能下行。如果只从分利小便着手，这是错误的治疗方法。

赤白浊与淋证不同，浊出精窍，淋出溺窍。小便混浊，白如米泔水，是为白浊，如混有血液，则为赤浊。如果运用治疗淋证的五淋汤，会使肾精越利越亏。如果治疗浊病只知道套用一般治肾的方法，不会得到很好的效果。应该注重调理脾胃，用萆薢分清饮加黄柏，苦以燥湿，寒以除热，如再调配治疗心肾的方药，随时补充加减配伍，治疗效果会更好。

遗精与浊病又不相同，有其特殊的病因病机和治疗方法。有梦而遗精，多属于相火妄动，扰动精室而成，治疗可用龙胆泻肝汤送服五倍子丸二钱，用以泻火。无梦而遗精，多属肾虚精关不固，失于固摄而致，可用十全大补汤加龙骨、牡蛎、莲须、五味子、黄柏，制成丸剂时常服用，以气血双补。时医每遇此证，便认为是心肾不交，治疗只采用交通心肾的治疗方法，是不切合实际的。

三、概说

淋病是指小便频数短涩，滴沥刺痛，欲出未尽，小腹拘急，或痛引腰腹的病证。亦名淋闷、淋泌、诸淋、五淋，简称淋。根据其临床表现的不同，可分为热淋、血淋、气淋、石淋（砂淋）、膏淋、劳淋等。多见于西医学某些泌尿系统的疾病，如泌尿系统感染、泌尿系统结石、泌尿系统肿瘤等疾病在临床表现为尿路刺激症状为主者，均属本病的范畴。

癃闭是指小便量少，点滴而出，甚则小便闭塞不通为主症的一种疾患。其中又以小便不利，点滴而短少，病势较缓者称为"癃"；以小便闭塞，点滴不通，病势较急者称为"闭"。癃闭包括了西医学中各种原因引起的尿潴留及无尿症。如神经性尿闭、膀胱括约肌痉挛、尿路结石、尿路肿瘤、尿路损伤、尿道狭窄、老年人的前列腺增生症、脊髓炎和尿毒症等而出现的尿潴留及无尿症，均属本病范畴。

赤白浊指排尿如常，但尿液混浊的疾病。白浊，指小便色如米泔，凝如膏脂。赤浊，指小便混浊而色赤。西医学中的乳糜尿，多属本病范围。

遗精是指不因性生活或手淫等直接性刺激而出现精液自发地外泄的一种现象。需要指出的是，一般成年健康男性，未婚或已婚而婚后夫妻分居者，每月遗精 1~2 次是正常的，属于生理现象，即所谓的"精满自溢"，一般不会引起全身不适的症状，不属于本病的范畴。根据本病临床表现，西医学中的神经衰弱、神经官能症、前列腺炎、精囊炎或包皮过长、包茎以及某些慢性疾病等，表现以遗精为主要症状者，均属本病的范畴。

（一）诊断依据

1. 五淋

（1）小便频数，淋沥涩痛，小腹拘急引痛，为各种淋证的主症，是诊断淋证的主要依据。但还需根据各种淋证的不同临床特征，确定不同的淋证类型。

（2）病久或反复发作后，常伴有低热、腰痛、小腹坠胀、疲劳等。

（3）多见于已婚女性，每因疲劳、情志变化、不洁房事而诱发。

2. 癃闭

（1）起病急骤或逐渐加重，主症为小便不利，点滴不畅，甚或小便闭塞，点滴全无，尿量明显减少。

（2）触叩小腹部可发现膀胱明显膨隆等水蓄膀胱证候，甚或伴有水肿、头晕、喘促等肾气不足的表现。

（3）多见于老年男性或产后妇女及腹部手术后患者，或患有水肿、淋证、消渴等病，迁延日久不愈者。

3. 赤白浊：凡小便混浊如泔浆，或夹血液呈现红白相兼色，并无尿道涩痛者，即可诊断为赤白浊。

4. 遗精

（1）男子不因性生活而排泄精液，每周超过 2 次，可多在睡眠梦中发生，亦可发生在清醒时。

（2）常伴有头昏耳鸣，神疲乏力，精神不振，腰腿酸软，失眠多梦，记忆力减退，情绪不稳，烦躁易怒，或精神抑郁。此外可伴有性欲减退、阳痿、早泄等症；亦可伴有生殖器、附属性腺的慢性炎症。

（3）本病常有恣情纵欲，情志内伤，神经衰弱，久嗜醇酒厚味，前列腺疾病史以及手淫等病史。

（二）五淋癃闭赤白浊遗精的分类

1.五淋：五淋分类以临床表现特点为依据，分为气淋、石淋、血淋、膏淋、劳淋。气淋以腹满急，小便艰涩疼痛，尿有余沥。每因情志不遂诱发或加重为特点。石淋为小便排出砂石，或小便艰涩窘迫疼痛，或排尿突然中断，腰腹绞痛。血淋特点为小便热涩刺痛，尿色深红或夹有血块。膏淋可见小便混浊如米泔水，或滑腻如脂膏。劳淋为小便淋沥不已，涩痛不明显，腰痛缠绵，遇劳即发。

2.癃闭：按照临床表现及病因病机分为虚实两大类。实证又分为膀胱湿热、肺热壅盛、肝郁气滞、尿路阻塞四型。虚证则分为中气下陷、肾阳衰惫二型。

3.赤白浊：本病初起以湿热内蕴为多，属实证。病久则以脾虚气陷，肾元亏虚为主，属虚证。

4.遗精：有梦而遗精者名为梦遗；无梦而遗精者，甚至清醒时精液流出者名为滑精。梦遗有虚有实，初起心火、肝郁、湿热居其大半，多属实证、热证。临床分为心火过旺、心肾不交、湿热下注三类；久病则多致脾、肾不足，由实转虚。分为劳伤心脾、肾气不固两类。滑精多由梦遗发展或禀赋素虚而来，以虚证居多。

（三）相关检查

1.五淋：淋证患者一般可先检查尿常规。如尿中白细胞增多为主，多考虑尿道感染及炎症。怀疑尿路感染时，可作清洁中段尿细菌培养。此外，尿β2微球蛋白定量、静脉肾盂造影、X线摄片等有助于上、下尿路感染的鉴别。

2.癃闭：周围血象、尿液、前列腺液及血尿素氮、肌酐等生化指标异常；X线、B超、CT检查腹部可有助于诊断。

3.赤白浊：尿液检查、血液检查、膀胱镜检查、逆行肾盂造影、淋巴造影等相关检查可有助于诊断。

4.遗精：检查有无包茎、包皮过长或包皮垢刺激。必要时可行直肠指检，前列腺B超、CT及MRI检查，排除前列腺肥大等疾患；进行精液、前列腺液常规检查及细菌培养，排除前列腺与精囊的炎症。

（四）五淋癃闭赤白浊遗精的治疗

1. 五淋：实则清利，虚则补益，是治疗淋病的基本原则。实证以膀胱湿热为主者，治宜清热利湿；以热伤血络为主者，治宜凉血止血；以砂石结聚为主者，治宜通淋排石；以气滞不利为主者，治宜利气疏导。虚证以脾虚为主者，治宜健脾益气；以肾虚为主者，治宜补虚益肾。虚实夹杂者，宜分清标本缓急，虚实兼顾。

2. 癃闭："六腑以通为用，以通为补"，故通利是治疗癃闭的基本原则。但通利之法又因证候的虚实而各异。一般而言，实证常宜清湿热、散瘀结、利气机而通水道；虚证则宜补脾肾、助气化、通补结合，以便气化得行，小便自通。同时还应审因论治，理法方药统一，不可滥用通利小便之品。

3. 赤白浊：赤白浊初起以湿热为多，治宜清热利湿。病久则脾肾虚弱，治宜补益脾肾，固摄下元。但补益之剂中，亦可佐以清利，清利之剂中，又可兼以补益，必须做到清利而不阴，补益而不涩滞。

4. 遗精：实证以清泄为主，分别采用清心安神、交通心肾、清热利湿等法；虚证以补肾固精为主，可分别采用补益脾肾、滋阴补肾、温补肾阳、补肾固涩等法。治疗遗精切忌一味采用温补固涩一种疗法。

（五）五淋癃闭赤白浊遗精的预防

1. 五淋

增强人体正气，防止情志失和，消除各种外邪入侵和湿热内生的有关因素。如忍尿、过食肥甘、纵欲过劳、外阴不洁等。注意妊娠及产后卫生，对预防子淋、产后淋的发生有重要意义。积极治疗消渴、痨瘵等肾虚疾患，也可减少淋证的发生。

2. 癃闭

锻炼身体，增强抵抗力。保持心情舒畅，切忌忧思恼怒。消除各种外邪入侵和湿热内生的有关因素，如忍尿，过食肥甘，纵欲过劳等。积极治疗淋证和水肿等疾患，对防止癃闭的发生有重要的意义。

3. 赤白浊

（1）不要思虑过多，以免耗散心气。饮酒要适度，否则导致心虚蕴热，引发此病。要节制房事，切勿乱服增强性欲的助阳药物。

4. 遗精

注意精神调养，排除杂念，不接触黄色书刊、影像，不贪恋女色。避免过度脑力劳动，做到劳逸结合，丰富文体活动，适当参加体力劳动。注意生活起居，节制性欲，戒除手淫，进食不宜过饱，睡前用温水洗脚，被褥不宜过厚、过暖，衬裤不宜过紧，养成侧卧习惯。少食醇酒厚味及辛辣刺激性食品。

四、常用方剂

五淋汤 《顾松园医镜》

【组成】赤茯苓三钱 (9g)　　白芍　栀子各二钱 (各6g)　　当归一钱 (3g)　　细甘草一钱四分 (4g)

【用法】上为细末，每服二钱 (6g)，水一盏，煎至八分，空心食前服（现代用法：水煎服）。

【功效】清热凉血，利水通淋。

【主治】湿热血淋证。尿时涩痛，尿中带血，或尿如豆汁，或溲出砂石，脐腹急痛。

【临床应用】若出血明显，可加白茅根、大小蓟等以凉血止血；若治石淋，可加金钱草、海金沙以化石通淋。气淋，加沉香、郁金以行气通淋；膏淋，加萆薢、石菖蒲以分清化浊；砂淋，加滑石末调服以利水通淋；因房劳伤肾者，加枸杞子、肉苁蓉以补益脾肾。

【用药禁忌】淋证日久，属虚寒病证者，不得使用本方，以免损伤正气。

滋肾丸 《兰室秘藏》

【组成】黄柏去皮，锉，酒洗，焙　知母锉，酒洗，焙干，各一两 (各30g)　肉桂五分 (1.5g)

【用法】上为细末，熟水为丸，如梧桐子大。每服100丸，空心白汤下，顿两足令药易下行（现代用法：上药为末，水泛为丸。每次9g，每日1~2次，温开水送服）。

【功效】清热滋阴，通关利尿。

【主治】热在下焦之癃闭。小便不通，小腹胀痛，尿道涩痛，口不渴。

【临床应用】若湿热较甚者，可加车前子、滑石、猪苓、木通等以加强渗湿清热，利尿通淋之功；气虚者，加黄芪、白术以益气；阴虚者，加生地、女贞子等以养阴；热毒甚者，加金银花、连翘、贯众等以清热解毒；兼瘀血者，加琥珀以利尿通淋，活血化瘀。

【用药禁忌】脾虚食少便溏者，不宜使用本方；肾气虚弱，尿道瘀阻而致的小便不通，不宜使用本方。

补中益气汤《脾胃论》

【组成】炙黄芪二钱（6g） 人参 白术炒 当归各一钱（3g） 炙甘草 陈皮各五分（1.5g） 升麻 柴胡各三分（1g）

【用法】加生姜3片，大枣2枚，水2杯，煎八分服（现代用法：水煎服）。

【功效】补中益气，升阳举陷。

【主治】中气下陷之淋证。少腹坠胀，尿有余沥，面色㿠白，舌质淡，脉虚细无力。

【临床应用】若气滞严重，小腹胀满者，加青皮、乌药、小茴香理气；气滞日久，夹有血瘀而致刺痛者，加红花、赤芍、川牛膝活血化瘀通络；兼血虚者，加熟地黄、阿胶、白芍以补血；兼肾亏者，加杜仲、枸杞子、牛膝以补肾。

【用药禁忌】阴虚火旺及实证发热者，禁用；肾元虚惫者，亦不可服。

萆薢分清饮《丹溪心法》

【组成】益智 川萆薢 石菖蒲 乌药各等份（各9g）

【用法】上锉，每服五钱，水煎，入盐一捻，食前服（现代用法：水煎服，入食盐少许）。

【功效】温暖下元，分清化浊。

【主治】下焦虚寒之白浊。小便频数，混浊不清，尿如米泔，凝如膏糊。

【临床应用】若兼有神疲乏力者，可加人参、白术以健脾益气；

阳虚而形寒肢冷者，可加附子、肉桂、鹿角胶等以温助肾阳。

【用药禁忌】下焦湿热或纯热无湿之证，不宜使用本方。

四君子汤《时方歌括》

【组成】人参去芦　白术　茯苓去皮（各9g）　甘草（6g）

【用法】上为末。每服二钱（15g），水1盏，煎至七分，口服，不拘时候；入盐许，白汤点亦得（现代用法：水煎服）。

【功效】益气健脾。

【主治】脾胃气虚之癃闭证。小便短少，面色萎白，语声低微，气短乏力，食少便溏，舌淡苔白，脉虚弱。

【临床应用】若腹痛即泻，手足欠温者，加肉桂、炮姜以温暖脾肾；若瘀血小腹刺痛，加当归、川芎、桃仁、丹参、枳壳、赤芍药、川牛膝以行气破瘀。

【用药禁忌】虚实夹杂而以实证为主者，当慎用之。

【药理研究】体外抑菌实验表明，对伤寒杆菌、甲型副伤寒杆菌、福氏痢疾杆菌、大肠埃希菌均有不同程度的抑制作用。

龙胆泻肝汤《医方集解》

【组成】龙胆草酒炒（6g）　黄芩炒（9g）　栀子酒炒（9g）　泽泻（12g）　木通（9g）　车前子（9g）　当归酒洗（3g）　生地黄酒炒（9g）　柴胡（6g）　生甘草（6g）

【用法】水一杯半，煎八分服。（现代用法：水煎服。亦可用丸剂，每服6~9g，日2次，温开水送下）。

【功效】清肝胆实火，泻下焦湿热。

【主治】肝胆湿热证。胁痛，口苦耳聋，筋痿阴湿，热痒阴肿，白浊溲血。今借治梦泄。

【临床应用】若肝胆实火较盛，可去木通、车前子，加黄连以加强泻火之力；风火上炎见头痛眩晕，目赤易怒，可加菊花、桑叶、夏枯草以清肝散风；湿盛热轻者，可去黄芩、生地，加滑石、薏苡仁以增强利湿之功；火毒结滞，阴茎生疮，或阴囊红肿热痛者，可去柴胡，加大黄、金银花、连翘以泻火解毒消痈。

【用药禁忌】本方用药多为苦寒之品，易伤脾胃，当中病即止，不宜多服久服；脾胃虚弱者应慎用。

【药理研究】本方有利尿作用，使尿量显著增加，但对钠、钾的排泄量则无明显影响。

五倍子丸《医学从众录》

【组成】五倍子_{青盐煮干，焙} 茯苓各二两 (60g)

【用法】为末，炼蜜丸桐子大，每服二钱，盐汤下，日两服（现代用法：蜜丸，每服9g，淡盐汤调服）。

【功效】固脱涩精。

【主治】遗精。

【临床应用】有梦而泄者，加莲子心、生枣仁以宁心安神；多梦者，加龙骨、牡蛎以潜镇安神。

【用药禁忌】下焦湿热所扰之遗精，以及相火偏旺而梦遗者，均非本方所宜。

妙香散《太平惠民和剂局方》

【组成】怀山药二两 (60g)　茯苓　茯神　龙骨　远志　人参各一两 (各30g)　桔梗五钱 (15g)　木香三钱 (9g)　甘草一两 (30g)　麝香一钱 (3g)　朱砂二钱 (6g)

【用法】共为末，每服三钱，莲子汤调下（现代用法：上药为散，每服9g，莲子汤调服）。

【功效】益气补虚，宁心安神。

【主治】心脾气虚，气不摄精之遗精。遗精，惊悸恐怖，悲忧不悦，虚烦少睡，喜怒无常，夜多盗汗，饮食无味，头目昏眩等。

【临床应用】若遗精频作不愈，伤及肾元，成为脾肾两亏，此时就要兼治下焦，化湿升清，补肾固本，可加入菟丝子、山茱萸等药。

【用药禁忌】阴虚火旺所致者与心脾气虚有别，不可妄用。

五、治疗案例

案例1：患者，男，70岁。排尿困难，小便点滴不畅2天。体检，膀胱充盈平脐，肛诊前列腺肥大，中央沟消失，抗菌消炎导尿1

周无效。患者精神疲乏，气短乏力，食欲不振，舌淡，苔白，脉细弱。中医诊断为癃闭，予补中益气汤加肉桂 6g，通草 9g，车前子15g，泽泻 18g，牛膝 12g，5 剂后拔除尿管，小便自行排除，但不通畅，再服 5 剂，小便自如，诸证消失。[王荼荼.补中益气汤的临床应用 [J].基层医学论坛，2010，14（5）：447]

案例 2：患者，女，65 岁，农民，1999 年 8 月 17 日初诊。小便混浊、白如米泔半年余。患者于 1970 年在当地丝虫病普查中发现患丝虫病，及时行驱虫治疗。从 1992 年 2 月开始，出现间断尿混浊、白如米泔，经多方治疗效果不佳。症状逐渐加重，常感头晕耳鸣，腰膝酸软，体查未见明显异常，尿乳糜试验阳性。诊断为乳糜尿，给予萆薢分清饮治疗，服药 20 余剂，症状消失，尿乳糜试验转阴，又续服 10 余剂，症状未再出现。后多次检验尿乳糜试验均为阴性，随访年余未复发。[田献忠.萆薢分清饮加减治疗乳糜尿 41 例 [J].新中医，2010，14（5）：447]

案例 3：患者，男性，38 岁，于 2007 年 8 月就诊。患者阳事不举、尿频尿痛、小腹满胀半年。在市内多家医院就治，均诊断为性功能障碍、前列腺炎，予抗炎治疗后，症状消失。不过一旬、半月，尿频尿痛、小腹满胀复作，反复抗炎治疗，效果甚微，遂投中医再治。观方为八正散加减，服药两月余，尿频尿痛减轻，小腹胀仍旧，又增腰痛，肾府发凉，阴部湿冷，膝软无力，眼睑微肿。今来我院再治，除上症外，见舌质红、体胖大、苔黄厚腻，脉滑有力。患者形强体健，因婚变心情不畅，且久服利湿通淋之剂不效，不宜再守上法。析为情志抑郁，日久化火，且素体湿盛，湿热交炽，下注膀胱而为淋痛。更方以龙胆泻肝汤加减：龙胆草、当归、生地、醋柴胡各 15g，栀子、泽泻、黄芩、车前子（包）、九香虫各 12g，金钱草、海金砂（包）各 30g，木通、乌药各 18g，生甘草 6g，每日 1剂，水煎分 2 次饭后服。5 剂后，阴部湿冷，肾府发凉显减，尿痛小腹胀略减，余症依旧。拟方有效，加减继进，同时，每诊疏导情志。1 月后，尿痛微微，有性欲，余症均消。上方渐去寒凉之品，增微温补肾之剂调理，再服两月，诸证愈，阳事如故，半年后再婚，婚后 1年生子。[孙霓虹，韩小平.龙胆泻肝汤的临床应用 [J].新疆中医

药，2009，27（5）：84］

疝 气

一、原文

疝任病　归厥阴　寒筋水　气血寻　狐出入　癫顽麻　专治气
景岳箴　五苓散　加减斟　茴香料　著医林　痛不已　须洗淋

二、阐释

疝气是属于任脉的疾病，也把它归入足厥阴肝经的范畴。根据
疝气的不同症状，可分为寒疝、筋疝、水疝、气疝、血疝、狐疝、癫
疝。狐疝，仰卧则入腹，站立则出腹，出入不定，如同狐狸之出没；
癫疝，大如升斗，并有顽麻重坠之感。张景岳主张，必须从理气之
法治疗疝气，治疗疝气也可用五苓散加减。茴香丸治疗疝气，在中
医学界久已著称。虽三十年之久疝，大如栲栳，都可以消散。如果
疝气疼痛不止，那就要配合药物外洗，如《千金翼》洗方，洗之获
效。

三、概说

疝气是指阴囊肿大、疼痛的一类疾病，以男性发病为多。历代
医籍论及疝气，名目繁多，众说不一。据文献记载，有五疝（石疝、
血疝、阴疝、妒疝、气疝），出《诸病源候论》）。七疝（寒疝、水
疝、筋疝、血疝、气疝、狐疝、癫疝），出《儒门事亲》。比较常见的
为寒疝、狐疝、气疝、水疝、癫疝。大致而言，狐疝、寒疝、气疝相
当于西医学的腹股沟斜疝，水疝相当于睾丸鞘膜积液，而颓疝相当
于阴囊象皮肿等。

（一）诊断依据

1. 寒疝：阴囊肿硬发冷，睾丸痛引少腹，畏寒喜暖，舌苔白，
脉象沉弦或沉迟。

2. 水疝：阴囊水肿，状如水晶，或痛或痒，或囊湿出水，舌苔
薄腻，脉弦。

3. 气疝：阴囊肿胀偏痛，少腹有下坠感或疼痛，时缓时急，舌
淡苔薄，脉弦。

4. 狐疝：阴囊一侧肿大，时上时下，如有物状，卧则入腹，立

则入囊，胀痛时作时止。

5. 癫疝：阴囊肿硬重坠，如升如斗，麻木不知痛痒。

（二）疝气的分类

根据临床表现，分为五种疝气，分别为寒疝、水疝、气疝、狐疝和癫疝。寒疝为寒，但有虚寒和寒实之别；水疝为湿，亦有寒湿、湿热之分；气疝为气，但有气滞、气虚，虚实之辨。

（三）相关检查

阴囊透光试验、血液白细胞计数、血液细菌培养、腹部 B 超和腹部 X 线检查等有助于诊断。

（四）疝气的治疗

治疝必先治气，此为治疗疝气病的主要原则。《景岳全书·疝气》说："治疝者，必于诸证之中，俱当兼用气药。"统观各方书中所有治疝方剂，无一不与理气药物合用。但是疝病尚有寒热虚实之分，治疗当视具体病情，在理气的同时，分别酌情配伍以温经，清热，益气，软坚诸法。

（五）疝气的预防

首先要注意环境卫生，居处环境宜干燥，避免过于潮湿，平时要注意心情舒畅，避免过分的情绪激动。素体虚弱的人，不应强力举重或奔跑。适当参加一些摄身保健的锻炼，增强体质，可以减少外邪侵袭。

四、常用方剂

五苓散《伤寒论》

【组成】猪苓十八铢（9g）　泽泻一两六钱（15g）　白术十八铢（9g）茯苓十八铢（9g）　桂枝去皮, 半两（6g）

【用法】捣为散，以白饮和服方寸匕，日 3 服，多饮暖水，汗出愈，如法将息（现代用法：做散剂，每服 3~6g，或作汤剂水煎服）。

【功效】利水渗湿，温阳化气。

【主治】太阳证身热、口渴、小便少。今变其分两，借用治疝。

【临床应用】兼腹胀者，加陈皮、枳实以理气消胀；兼热者，去桂枝，加黄芩以清热；水肿较甚者，加桑白皮、橘皮、大腹皮、车前子以增强行水消肿作用；若水气壅盛者，可与五皮散合用，则利水消肿之力更大。

【用药禁忌】本方渗利作用较强，不宜常服。

三增茴香丸《是斋百一选方》

【组成】大茴香五钱，同盐五钱炒 (15g)　　川楝子一两 (30g)　　沙参
木香各一两 (各30g)

第一料：茴香船上者，用海盐半两同炒焦黄，和盐秤　　川楝子炮，去核　沙
参洗，锉　木香各一两 (各30g)

第二料：加荜茇一两 (30g)　　槟榔半两 (15g)

第三料：又加白茯苓紧小实者，去黑皮四两 (120g)　　黑附子炮，去皮脐，
秤半两或一两 (15~30g)

【用法】为末，米糊丸，如桐子大。每服三钱，空心温酒下，或
盐汤下。才服尽，接第二料，又照前方加荜茇一两，槟榔五钱，共
五两，根据前丸服法。若未愈，再服第三料，又照前第二方加茯苓
四两，附子 (炮) 一两，共前八味，重十两，丸服如前。

【功效】行气疏肝，温肾祛寒，消疝止痛。

【主治】肾与膀胱气虚，邪气结聚之寒疝。脐腹疼痛，阴核偏大，
肤囊臃肿，重坠滋长，有妨行步，瘙痒不止，时流黄水，浸成疮疡；
或长怪肉，外肾肿胀，冷硬如石，渐渐丑大者。

【临床应用】前阴肿胀偏坠明显者，可酌加荔枝核、橘核以行气
止痛；寒甚而喜温畏寒者，可酌加肉桂、吴茱萸等以散寒止痛。

【用药禁忌】本方药性温散，疝痛属肝肾阴虚气滞或兼有内热
者，应禁用。

五、治疗案例

患者，男，35 岁。睾丸肿痛 1 个月，伴梦遗 1 周就诊。曾有遗
精早泄病史，症见颧红唇赤，潮热盗汗，腰脊酸痛，每遇劳累阴囊
坠痛，舌质红，脉细数。辨证为阴虚火动，水失涵木。治宜滋水涵
木，润燥消炎。方药暖肝煎去肉桂加生地、山茱萸各 15g，白芍 10g，
黄柏、知母、牛膝各 8g，栀子、川楝子、丹皮、地骨皮各 10g，温水
煎。服 5 剂症减，少腹仍有胀痛，照上方加木香、延胡索各 10g，服
7 剂痊愈。[孙霓虹，韩小平. 暖肝煎加减治疗疝气病 251 例 [J].

陕西中医，1995，16（1）：15]

痰 饮

一、原文

痰饮源　水气作　燥湿分　治痰略　四饮名　宜斟酌　参五脏
细量度　补和攻　视强弱　十六方　各凿凿　温药和　博返约
阴霾除　阳光灼　滋润流　时医错　真武汤　水归壑　白散方　窥
秘钥

二、阐释

痰饮病的根源，是由于人体水液代谢失常，停聚于内所引起的。痰可分为燥痰和湿痰，燥痰宜润肺，湿痰宜温脾，是治痰的重要法则。

《金匮要略》所述痰饮有四种类型，即痰饮、悬饮、溢饮和支饮。同时，又指出以上四种痰饮还能影响五脏，水在心，心下坚筑短气，恶水不欲饮。水在肺，吐涎沫欲饮水。水在脾，少气身重。水在肝，胁下支满，嚏而痛。水在肾，心下悸。以上这些，在临证时均须加以仔细分析。

治疗痰饮或用补法，或用和法，或用攻法，都要根据患者的体质强弱来决定。《金匮要略·痰饮咳嗽病脉证并治篇》中有 16 首方剂，即苓桂术甘汤、肾气丸、甘遂半夏汤、十枣汤、大青龙汤、小青龙汤、木防己汤、木防己加茯苓芒硝汤、泽泻汤、厚朴大黄汤、葶苈大枣泻沛汤、小半夏汤、己椒葶苈丸、小半夏加茯苓汤、五苓散、茯苓饮，如果运用得当，每个方子的疗效都是很确切的。

《金匮要略》云："病痰饮者，当以温药和之。"是简明扼要，提纲挈领之句。这是因为患痰饮病的患者，多半是由阳衰阴盛所导致的，所以在治疗原则上，应该用温药来助阳行水化湿。就好像拨开阴云的遮蔽，使阳光普照大地一样。当时有些医生以滋润的药物来治疗痰饮，是十分错误的。用真武汤治疗痰饮，可以引导痰饮下归于肾而排泄，像引导泛滥的河水回到山沟里一样。至于用三因白散治疗痰饮，那就如同获得了可以打开治疗痰饮病窍门的钥匙。

三、概说

痰饮是指体内水液输布运化失常,停积于某些部位的一类病证。痰,表现为咳吐之物黏稠,分有形之痰和无形之痰。有形之痰,咳吐可见,无形之痰从症测之。饮,则表现为咳吐之物色白、质稀如水。痰饮的临床表现多端,大致与西医学中的慢性支气管炎、哮喘、胸膜炎、慢性胃炎、心力衰竭、肾炎水肿等均有较密切联系。

（一）诊断依据

1. 痰饮：心下满闷,呕吐清水痰涎,胃肠沥沥有声,形体昔肥今瘦,饮停胃肠。

2. 悬饮：胸胁饱满,咳唾引痛,喘促不能平卧,或有肺痨病史,饮流胁下。

3. 溢饮：身体疼痛而沉重,甚则肢体水肿,当汗出而不汗出或伴咳喘,饮溢肢体。

4. 支饮：咳逆倚息,短气不得平卧,其形如肿,饮邪支撑胸肺。

（二）痰饮的分类

根据饮邪停聚的部位,可以区分不同的证候。留于肠胃者为痰饮,流于胁下者为悬饮,溢于肢体者为溢饮,聚于胸肺者为支饮。

（三）相关检查

物理检查、X线或超声探查有助于诊断。

（四）痰饮的治疗

饮为阴邪,故其治疗以"温药和之"为原则,借以振奋阳气,开发腠理,通行水道。若饮邪壅盛,其证属实,可根据其停积之部位,分别采用发汗、攻逐,分利等法,至于阳虚而饮邪不盛之微饮,则以健脾温肾为主。

（五）痰饮病的预防

避免风寒湿冷,注意保暖。不恣食生冷,不暴饮暴食,保护脾胃功能的正常。居住地要保持干燥,避免湿邪之侵袭。注意劳逸结合,防止过度疲劳,情志刺激,以免病情加重或复发。

四、常用方剂

王节斋化痰丸 《医学从众录》

【组成】香附童便浸炒，五钱（15g） 橘红一两（30g） 瓜蒌仁一两（30g） 黄芩酒炒 天门冬 海蛤粉各一两（30g） 青黛三钱（9g） 芒硝另研，三钱（9g） 桔梗五钱（15g） 连翘五钱（15g）

【用法】共研为末，炼蜜入生姜汁少许，为丸如弹子大，每用1丸，嚼化，或为小丸，姜汤送下二钱（现代用法：水煎服）。

【功效】开郁降火，润肺消痰。

【主治】痰热互结证。咳嗽时作，及老痰郁痰，结成黏块，凝滞喉间，吐咳难出。

【临床应用】若肺热较盛而见呼吸息粗者，加知母、桑白皮以清肺平喘；津伤肺燥见咽喉干燥、痰黏难咳者，加天花粉、沙参润肺化痰；热伤津液见大便干燥，大便秘结者，重用瓜蒌仁，加玄明粉或大黄以润肠通便。

【用药禁忌】痰质清稀色白，或痰白滑利易咳属寒痰、湿痰者，不宜使用本方。

【药理研究】通过对蛋清致炎的影响，对小鼠呼吸道酚红排泄的影响，对氨水性咳嗽的影响等实验，发现该复方制剂有明显的消炎、祛痰止咳作用，并能对抗组胺、乙酰胆碱、氯化钡收缩气管平滑肌的作用，呈现量效关系。

苓桂术甘汤 《金匮要略》

【组成】茯苓四两（12g） 桂枝三两（9g） 白术二两（6g） 甘草炙，二两（6g）

【用法】上4味，以水6升，煮取3升，去滓，分温3服，小便则利（现代用法：水煎服）。

【功效】温化痰饮，·健脾利湿。

【主治】中阳不足之痰饮病。胸胁支满，目眩心悸，或短气而咳，舌苔白滑，脉弦滑。

【临床应用】眩晕甚者，加泽泻，利水渗湿以消饮邪；咳嗽呕吐稀涎者，加半夏、陈皮以燥湿化痰；干呕，巅顶作痛，肝胃阴寒水气上逆者，加吴茱萸以温中暖肝，开郁止痛；脾气虚弱者，加党参、黄芪以益气健脾。

【用药禁忌】本方药性偏于辛温，若属阴虚火旺，湿热阻遏而致痰饮者，不宜应用。

【药理研究】本方有祛痰止咳之效。甘草具有明显的镇咳、祛痰平喘之效，白术、桂枝均能祛痰止咳。

肾气丸《金匮要略》

【组成】干地黄八两（240g）　薯蓣四两（120g）　山茱萸四两（120g）　泽泻三两（90g）　茯苓三两（90g）　牡丹皮三两（90g）　桂枝　附子炮，各一两（各30g）

【用法】上为细末，炼蜜和丸，如梧桐子大，酒下15丸，日再服（现代用法：蜜丸，每服6~9g，日2~3次，白酒或淡盐汤送下；亦可汤剂，水煎服）。

【功效】补肾助阳。

【主治】肾阳不足证。腰痛脚软，半身以下常有冷感，少腹拘急，小便不利，或小便反多，入夜尤甚，阳痿早泄，舌淡而胖，脉虚弱，尺部沉细或沉弱而迟，以及痰饮、水肿、消渴、脚气、转胞等。

【临床应用】若畏寒肢冷较甚者，可将桂枝改为肉桂，并加重桂枝、附子之量，以增温补肾阳之效；兼痰饮咳喘者，加干姜、细辛、半夏等以温肺化饮；夜尿多者，可加巴戟天、益智仁、金樱子、芡实等以助温阳固摄之功。

【用药禁忌】咽干口燥，舌红少苔，属肾阴不足，虚火上炎者，不宜应用。

甘遂半夏汤《金匮要略》

【组成】甘遂大者，三枚（2g）　半夏以水一升，煮取半升，去滓，十二枚（5g）　芍药五枚（10g）　甘草炙，如指大一枚（3g）

【用法】上4味，以水2升，煮取半升，去滓，以蜜半升，和药汁煎取八合，顿服之（现代用法：水煎服）。

【功效】逐饮开结。

【主治】饮邪留连不去，心下坚满。

【临床应用】小便欲利而不利者，加桔梗以宣发肺气，通调水道；大便不通，加大黄以泻下通便；腰膝酸软沉重者，加黄芪、牛膝以补益脾肾。

【用药禁忌】饮热互结，腹满，口干舌燥者，不宜使用。

【药理研究】用本方100%水提取液进行家兔利尿作用的实验，每千克体重给药1mL，药后30分钟时5分钟内尿液，与药前5分钟内的尿液比较无明显增加，但1小时后5分钟内尿量与药前5分钟内尿量比较，有显著增加，表明本方有明显的利尿作用。

十枣汤 《金匮要略》

【组成】芫花　甘遂　大戟各等份

【用法】三味等份，各别捣为散，以水一升半，先煮大枣肥者10枚，取八合去滓，内药末。强人服一钱匕，羸人服半钱，温服之，平旦服，若下后病不除者，明日更服，加半钱。得快下利后，糜粥自养（现代用法：三药等份为末，每服1g，以大枣10枚煎汤送服，每日1次，清晨空腹服用）。

【功效】攻逐水饮。

【主治】悬饮。咳唾胸胁引痛，心下痞硬，干呕短气，头痛目眩，胸背掣痛不得息。

【临床应用】若饮邪久治不愈，停聚于胸膈，影响肺气宣肃而心气不宁，则见咳嗽并发胸痛、心烦之支饮证，虽然病证迁延不愈，若正气尚盛，仍可用本方攻逐。

【用药禁忌】本方逐水之力峻猛，只宜暂用，不可久服；孕妇忌用。

【药理研究】实验表明，芫花有显著的镇咳、祛痰作用，其乙醇提取物还有镇痛、镇静、抗士的宁和咖啡因惊厥等作用。

大青龙汤 《伤寒论》

【组成】麻黄去节, 六两 (12g)　桂枝二两 (6g)　甘草炙, 二两 (6g)　杏仁去皮尖, 四十粒 (6g)　石膏如鸡子大, 碎 (18g)　生姜三两 (9g)　大

枣擘,十二枚 (4枚)

【用法】上7味,以水9升,先煮麻黄,减2升,去上沫,内诸药,煮取3升,去滓,温服1升,取微似汗。汗出多者,温粉扑之(现代用法:水煎服)。

【功效】发汗解表,兼清里热。

【主治】溢饮。身体疼重,或四肢水肿,恶寒身热,无汗,烦躁,脉浮紧。

【临床应用】兼小便不利、水肿者,加茯苓、葶苈子以泻肺利水;兼咳喘痰多者,加半夏、苏子以化痰止咳平喘。

【用药禁忌】本方发汗之力极强,故一服得汗者,应停后服,以防过剂;脉微弱而汗出恶风者禁用。

小青龙汤《伤寒论》

【组成】芍药二两 (9g)　　干姜三两 (3g)　　五味子半升 (3g)　　甘草炙,三两 (6g)　　桂枝去皮,三两 (6g)　　半夏洗,半升 (9g)　　细辛三两 (3g)

【用法】以上8味,以水1斗,先煮麻黄,减2升,去上沫,内诸药。煮取3升,去滓,温服1升 (现代用法:水煎服)。

【功效】解表散寒,温肺化饮。

【主治】外寒内饮证。恶寒,发热,头身疼痛,无汗,喘咳,痰涎清稀而量多,胸痞,或干呕,或痰饮喘咳,不得平卧,或身体疼重,头面四肢水肿,舌苔白滑,脉浮。

【临床应用】若外邪表闭重,恶寒无汗,重用麻黄、桂枝以发散表寒;外寒已解,喘咳未止,去麻黄、桂枝;寒痰水饮较甚,胸满痰多者,重用细辛、半夏以温肺化饮;里饮郁热,喘而烦躁,加石膏以清肺热;郁热伤津见口渴者,去半夏,加瓜蒌根以生津止渴;里饮偏重见小便不利、少腹满,去麻黄,加茯苓以利水渗湿。

【用药禁忌】阴虚干咳无痰或痰热证者,不宜使用。

【药理研究】本方及其主要组成药的不同组合的水煎剂和醇提取液与对照药 (盐酸麻黄碱、盐酸肾上腺素等注射液) 进行对比研究。实验表明,本方及其主要组成药的水煎剂和醇提取液,对豚鼠离体气管平滑肌均有不同程度的松弛作用;并有抗组胺、抗乙酰胆碱和抗氯化钡作用。另外，对豚鼠药物性哮喘有明显保护作用。

木防己汤 《金匮要略》

【组成】木防己三两 (9g)　　石膏鸡子大，十二枚 (18g)　　桂枝二两 (6g)
人参四两 (12g)

【用法】上4味，以水6升，煮取2升，分温再服（现代用法：水煎服）。

【功效】补虚通阳，利水散结。

【主治】正虚邪实，饮热阻滞之支饮证。膈间支饮，其人喘满，心下痞坚，面色黧黑，其脉沉紧。

【临床应用】水邪结实者，去石膏加茯苓、芒硝以导水破结。

【用药禁忌】支饮属脾肾阳虚者，应谨慎使用。

木防己汤去石膏加茯苓芒硝汤 《金匮要略》

【组成】木防己二两 (6g)　　桂枝二两 (6g)　　人参四两 (12g)　　芒硝三合 (6g)　　茯苓四两 (12g)

【用法】上5味，以水6升，煮取2升，去滓，内芒硝，再微煎，分温再服，微利则愈（现代用法：水煎服）。

【功效】消饮散结。

【功效】支饮重证。膈间支饮，其人喘满，心下痞坚，面色黧黑，其脉沉紧。

【临床应用】若痰饮郁久化为痰热，伤及阴津，咳喘咳痰黏稠，口干咽燥，舌红少津，脉细滑数，加瓜蒌、川贝母、海蛤粉养肺生津，清化痰热。

泽泻汤 《金匮要略》

【组成】泽泻五两 (15g)　　白术二钱 (6g)

【用法】上2味，以水2升，煮取1升，分温再服（现代用法：水煎服）。

【功效】利水除饮，健脾制水。

【主治】饮停心下，头目眩晕。胸中痞满，心下有支饮，其人苦冒眩，坚大如盘，下则小便不利。饮水太过，肠胃不能传送，咳逆难睡，其形如肿。

【临床应用】若胃气上逆，加橘皮、半夏、竹茹以降逆行气；肝阳上亢者，加菊花、钩藤平肝潜阳。

【用药禁忌】本方治疗支饮轻证，若重证则需加味运用。

厚朴大黄汤《金匮要略》

【组成】厚朴一尺（12g）　大黄六两（18g）　枳实四枚（9g）

【用法】上3味，以水5升，煮取2升，分温再服（现代用法：水煎服）。

【功效】行气除满，荡热涤饮。

【主治】支饮胸满。饮咳倚息，短气不得卧，胸腹胀满，大便秘结，苔黄，脉弦滑有力。

【临床应用】若肝火上炎，加龙胆草、黄芩以清肝泻火；肝气不舒，加柴胡、川楝子以疏肝理气；心神不宁，加生龙骨、生牡蛎、珍珠母以镇静安神。

【用药禁忌】寒饮之证当慎用。

葶苈大枣泻肺汤《金匮要略》

【组成】葶苈子熬令色黄，捣丸如弹子大（9g）　大枣十二枚（4枚）

【用法】先以水3升煮枣，取2升，去枣，内葶苈，煮取1升，顿服（现代用法：水煎服）。

【功效】泻肺行水，下气平喘。

【主治】肺痈。喘不得卧，胸满胀；或一身面目水肿，鼻塞，清涕出，不闻香臭酸辛；或咳逆上气，喘鸣迫塞；或支饮胸满者。

【临床应用】若痰多黏腻，胸满气逆，可配白芥子、莱菔子以豁痰降逆。

【用药禁忌】阳虚气喘、肾不纳气者忌用。

【药理研究】主要有强心和松弛支气管平滑肌的作用。

小半夏汤 《金匮要略》

【组成】半夏一升（20g）　生姜半斤（10g）

【用法】以水 7 升，煮取一升半，分温再服（现代用法：水煎服）。

【功效】和胃止呕，散饮降逆。

【主治】心下支饮，呕而不渴。

【临床应用】若脘部冷痛、吐涎沫者，酌配干姜、吴茱萸、蜀椒、肉桂等温中和胃。

【用药禁忌】半夏其性温燥，口渴者应慎用。

己椒苈黄丸 《金匮要略》

【组成】防己　椒目　葶苈熬　大黄各一两（各30g）

【用法】共为细末，炼蜜丸，如梧子大。先饮食服 1 丸，日 3 服（现代用法：蜜丸，每服 9g，日 1 次）。

【功效】攻逐水饮，利水通便。

【主治】水饮停聚所致的咳喘，肿满。腹满，口舌干燥，肠间沥沥有声。

【临床应用】饮邪上逆，胸满者加枳实、厚朴以行气泄满。

【用药禁忌】若脾虚水湿停聚者，不宜使用。

小半夏加茯苓汤 《金匮要略》

【组成】半夏一升（20g）　生姜半斤（10g）　茯苓三两（6g）

【用法】上 3 味，以水 7 升，煮取一升五合，分温再服（现代用法：水煎服）。

【功效】和胃化饮，降逆止呕。

【主治】痰饮上逆。卒然呕吐，心下痞满，膈间有水气，眩晕，心悸。

【临床应用】若冒眩、小便不利，加泽泻、猪苓以渗利水湿；心下胀满者加枳实以行气开痞。

茯苓饮 《外台秘要》

【组成】茯苓　人参　白术各二钱五分（各7.5g）　枳实二钱（6g）　橘皮一钱二分五厘（3.25g）　生姜二钱（6g）

【用法】上4味为末，生姜自然汁煮糊为丸，如梧桐子大，每服30丸，生姜汤下（现代用法：姜汁糊丸，每服6g，生姜汤或温开水送下；作汤剂，加生姜3~5片水煎）。

【功效】消散痰气。

【主治】心胸中有停痰宿水。心胸气满，不能饮食。

【临床应用】若咳痰黏稠时，可酌加海蛤壳、瓜蒌等以清热化痰。

【用药禁忌】本方所治痰饮为虚多邪少，若邪甚者则当以慎用。

五、治疗案例

案例1：患者，女，42岁，主管护师，1995年5月15日就诊。主诉胸闷、咳嗽、咳吐大量痰涎5年，加重2个月，病起5年前因一次进食"薄荷水果糖500g"，曾用多种抗生素、免疫治疗、中西药物治疗等无显效。现痰涎清稀，色白量多，每日咳吐清稀痰涎约800mL，纳呆，常感背部寒冷，遇凉则诸证加重，月经量多色淡。查体：面容虚浮，色淡黄，心音可，心率88次/min，律齐，杂音（−）；双肺呼吸音略粗；腹软，肝脾未触及，全腹无压痛；双下肢无水肿，双肾区无叩痛。舌苔白腻，舌边多齿痕，脉细滑。肺部X光片示双肺下野纹理增粗。西医诊断：慢性支气管炎临床发作期；中医诊断：痰饮-脾阳虚弱型。治则温脾化饮。处方以苓桂术甘汤加味，茯苓30g，桂枝30g，土炒白术30g，炙甘草15g，炙紫菀15g，炙款冬花15g，3剂，水煎服，每日1剂。二诊：服药3剂，咳吐痰涎大减，咳嗽、胸闷好转，背部寒凉感缓解，原方继服3剂。三诊：咳吐痰涎明显少，脉细滑，白腻舌苔转薄。原方茯苓、桂枝各减为15g，余药同上。续服10剂，诸证消失，随访年余未复发。[石宝山，简文政. 苓桂术甘汤治疗痰饮证验案四则 [J].陕西中医学院学报，2006，29（4）：30]

案例2：患者，女，38岁，教师，2009年9月5日初诊。自诉不慎受凉后出现咳嗽，痰多，胸闷近1个月，其间曾服用抗生素和中药，效果欠佳。现证见痰多色白易咳，胸闷气促咳嗽，口微渴喜热饮，小便可，大便不爽，舌质淡苔水滑边有齿印，寸脉浮，尺脉沉细。辨证为外感风寒，内有停饮。方用小青龙汤加味，处方以炙麻黄20g，桂枝10g，白芍10g，干姜10g，细辛10g，半夏10g，五味子10g，甘草10g。共2剂，每日1剂，水煎3次，过滤混匀，取汁500~600mL，分3次服用。二诊：自述痰量明显减少，但咳嗽，胸闷不见缓减，又述服药后出现脐下悸动不安，气上冲胸，至胸则胸闷难耐，遂咳嗽，大小便可，舌脉同前。脐下悸动不安，此乃苓桂枣甘汤证。遂于苓桂枣甘汤加五味子、茯苓各15g，桂枝9g，大枣12g，炙甘草12g，炙白术12g，五味子9g。共2剂，服法同上，随访诸证缓减。［杨静，刘建. 小青龙汤的临床应用及体会［J］. 四川中医，2010，28（6）：120］

案例3：患者，女，68岁，2000年7月8日就诊。主诉：咳嗽已10余日，自前夜起，咳急频数气逆不得息，口中辟辟燥咳黏痰如脓，咳吐不爽，胸胁引痛，下午潮热汗出，饮食懒进，口干不欲多饮，脉细数，舌红少苔干涩缺润。此属外感风热，上犯肺脏，熬津成痰，痰热互结壅阻气道，肺失宣降，以致咳喘迫促；热为阳邪，易伤津液，加之素体阴虚，故见舌红，脉细数，潮热汗出，渴不多饮。宜泻热排痰肃肺以治其标，育阴增液除蒸以治其本。处方：葶苈9g，大枣9g，桑白皮9g，瓜蒌仁15g（打），川贝6g（冲服），知母15g，地骨皮12g，生地黄18g，麦冬15g，苏子9g，竹茹9g，银花20g，桔梗9g，甘草6g。连服2剂，症势大减，再进1剂潮热退，津液复，喘急除，余咳未痊。继服桑杏汤加减2剂而愈。［韩学鲲. 葶苈大枣泻肺汤临床应用举隅［J］. 四川中医，2007，25（11）：123］

消 渴

一、原文

消渴症　津液干　七味饮　一服安　金匮法　别三般　二阳病治多端　少阴病　肾气寒　厥阴证　乌梅丸　变通妙　燥热餐

二、阐释

消渴病的病因病机是津液不足，治疗用六味地黄丸加肉桂、五味子，一服便可以收到疗效。《金匮要略》将消渴病分为三种类型来治疗。属于足阳明胃热，治疗的方法很多，如大便干燥的可用麻仁丸，如热气蒸胸，口渴显著的可用人参白虎汤。属于足少阴肾经肾气虚寒的可用肾气丸治疗。至于厥阴肝病，可用乌梅丸治疗。

消渴病是由津液干枯引起的，故一般多用滋阴的方药。但又有一种因脾虚不运，津液不能上承所致的消渴，那就必须变通治法，应服用温燥性质的方药。如果医生只知道用清润滋阴的方法来治疗，而不知道脾喜燥恶湿，恢复脾运的治疗方法，那么就有可能收效不大，方药可用理中丸或理中汤之类治疗。

三、概说

消渴病是以多饮、多食、多尿、形体消瘦、乏力或尿有甜味为主要临床表现的病证。消渴是因症立名，历代医家多作为一个临床症状来叙述。从其临床表现来看，它与西医学的糖尿病有相似之处，尿崩证因具有多饮多尿等特点，属于本病的范畴。

（一）诊断依据

1. 口渴多饮、多食易饥、尿频量多、形体消瘦或尿有甜味等具有特征性的临床症状，是诊断消渴病的主要依据。

2. 有的患者初起时"三多"症状不明显，而在中年之后发病，且嗜食膏粱厚味、醇酒炙搏，以及病久并发眩晕、肺痨、胸痹心痛、中风、雀目、疮痈等病证者，应考虑消渴。

3. 由于本病的发生与禀赋不足有较为密切的关系，故消渴病的家族史可供参考诊断。

（二）消渴的分类

消渴病的三多症状，往往同时存在，但根据其表现程度的轻重不同，而有上、中、下三消之分，或称为肺燥、胃热、肾虚三型。通常把以肺燥为主，多饮症状较突出者，称为上消；以胃热为主，多食症状较为突出者，称为中消；以肾虚为主，多尿症状较为突出者，称为下消。

（三）相关检查

检查空腹、餐后 2 小时血糖和尿糖，尿比重，葡萄糖耐量试验等，有助于确定诊断。必要时查尿酮体，血尿素氮，肌酐，二氧化碳结合力及血钾、钠、钙、氯化物等检查。

（四）消渴的治疗

消渴病的基本病机为阴虚燥热，气阴两虚，故清热生津，益气养阴为基本治则。同时根据燥热轻重，病变部位，兼夹湿、痰、瘀、浊、毒等邪气的不同等具体病情，以及伤及脏腑、气血阴阳的不同，酌情配以或清热泻火，或祛湿、或化痰通络，或降浊祛毒及相应扶正之法。

（五）消渴的预防

避免五志过极和长期紧张思虑，注意劳逸适度。要注意体力活动，制定并实施有规律的生活起居制度，节制房事。饮食清淡，食不过饱，禁食辛辣食物，勿恣食肥甘或醇酒，戒烟酒、浓茶及咖啡等。在保证机体合理需要的情况下，应限制粮食、油脂的摄入，忌食糖类，饮食宜以适量米、麦、杂粮，配以蔬菜、豆类、瘦肉、鸡蛋等，定时定量进餐。

四、常用方剂

白虎汤《伤寒论》

【组成】石膏碎，一斤（50g）　　知母六两（18g）　　甘草炙，二两（6g）粳米六合（9g）

【用法】上4味，以水1斗，煮米熟汤成，去滓，温服1升，日3服。（现代用法：水煎，米熟汤温服。）

【功效】清热生津。

【主治】消渴热气蒸胸，口渴显著。烦渴多饮，消谷善饥，尿频量多，尿浊色黄，呼出气热，舌苔黄燥，脉洪大。

【临床应用】若热甚者，重用生石膏，可加黄连、大黄等清热泻火；消谷甚者，可适当加重甘草用量以护胃气；口渴甚者，加天花粉、芦根、麦冬、生地等养阴生津。

【用药禁忌】中病即止，切忌过用寒凉而致气虚中满等证出现。

【药理研究】本方能够抑制口渴，对皮下注射 TTG50r/100g 或 20%陈水 0.5mL/100mg 所致高温大鼠的饮水量有明显的抑制作用。有实验观察白虎汤和去钙白虎汤的解热作用，结果发现去钙白虎汤无解热作用，表明钙离子对中枢神经系统，尤其对产热中枢有明显的抑制作用，白虎汤能使脑内钠/钙比例降低，而使高热消退。

调胃承气汤 《伤寒论》

【组成】大黄去皮，清酒洗，四两 (12g)　甘草炙，二两 (6g)　芒硝半升 (12g)

【用法】上 2 味，以水 3 升，煮取 1 升，去滓，内芒硝，更上火微煮令沸，少少温服之。（现代用法：水煎大黄、甘草，去药渣，纳入芒硝，再用微火煮沸，少量温服）。

【功效】泻热润燥，软坚通便。

【主治】阳明燥热证。大便不通，口渴心烦，蒸蒸发热，或热结旁流，舌苔黄，脉滑。

【临床应用】兼见口唇干燥，舌苔焦黄黑而干，脉细数者，为腑实兼阴津不足之证，可加玄参、麦冬、生地黄等以滋阴生津润燥；若兼见至夜发热、舌质紫、脉沉涩等瘀血证，宜加桃仁、赤芍、当归等以活血化瘀，消除积滞瘀血；若兼气虚者，宜加人参补气生津。

【用药禁忌】凡气虚阴亏、燥结不甚者，以及年老、体弱、孕妇等，均应慎用。

理中丸 《伤寒论》

【组成】人参　干姜　甘草炙　白术各三两 (各9g)

【用法】上 4 味，捣筛，蜜和为丸，如鸡子黄大。以沸汤数合，和 1 丸，研碎，温服之。日 3 服，夜 2 服。腹中未热，益至三四丸。然不及汤。汤法：以四物任意两数切，用水 8 升，煮取 3 升，去滓，温服 1 升，日 3 服。服汤后，如食顷，饮热粥 1 升许（现代用法：上药共研细末，炼蜜为丸，每丸重 9g，每次 1 丸，温开水送服，每日 2~3 次。或作汤剂，水煎服）。

【功效】温中祛寒，补气健脾。

【主治】脾胃虚寒证。呕吐下利，脘腹疼痛，喜温喜按，不欲饮食，畏寒肢冷，舌淡苔脉沉细。

【临床应用】若脐上筑者，为肾虚水气上凌，去白术之壅滞，加桂枝以平冲降逆；吐多者，为气壅于上，去白术加治呕圣药生姜以降逆止呕；悸者为水饮凌心，加茯苓以化饮宁心；渴欲得水者，为脾不化湿，津液不布，加重白术用量以培土制水，健脾运湿；虚寒较盛，四肢逆冷者，加附子、肉桂以温补脾肾。

【用药禁忌】本方药性温燥，阴虚内热者忌用。

【药理研究】脾胃阳虚所致肾上腺皮质功能减退及 24 小时尿 17 羟和 17 酮的含量降低患者用理中汤治疗后，24 小时尿 17 羟和 17 酮的含量均有显著增加，表明理中汤对肾上腺皮质功能有一定的调整作用。

乌梅丸 《伤寒论》

【组成】乌梅三百枚（480g）　细辛六两（180g）　干姜十两（300g）黄连十六两（480g）　当归四两（120g）　附子炮，去皮，六两（180g）　蜀椒四两（120g）　桂枝去皮，六两（180g）　人参六两（180g）　黄柏六两（180g）

【用法】上药各为末，以苦酒渍乌梅一宿，去核，蒸之五斗米下，饭熟捣成泥，和药令相得，纳臼中，炼蜜为丸，如梧桐子大。每服十丸，食前以饮送下，一日三次。稍加至二十丸（现代用法：乌梅用 50%醋浸一宿，去核打烂，和余药打匀，烘干或晒干，研末，加蜜制丸，每服 9g，日 3 次，空腹温开水送下）。

【功效】清上温下，润燥止渴。

【主治】厥阴消渴证。小便清长，四肢厥冷，口渴不解。

【临床应用】若兼有呕吐者，可加生姜、半夏以降逆止呕；腹痛者，可加白芍、甘草以缓急止痛。

【用药禁忌】本方性质毕竟偏温，以寒重者为宜。禁生冷、滑物、臭食等。

肾气丸 《伤寒论》

【组成】地黄八两（24g）　薯蓣（即山药）　山茱萸各四两（各12g）泽泻　茯苓　牡丹皮各三两（各9g）　桂枝　附子各一两（各3g）

【用法】上为细末，炼蜜和丸，如梧桐子大，酒下 15 丸，日再服。（现代用法：蜜丸，每服 6~9g，日 2~3 次，白酒或淡盐汤送下；汤剂，水煎服）。

【功效】温阳滋阴，补肾固摄。

【主治】小便频数，混浊如膏，甚至饮一溲一，面容憔悴，耳轮干枯，腰膝酸软，四肢欠温，畏寒肢冷，阳痿或月经不调，舌苔淡白而干，脉沉细无力。

【临床应用】若畏寒肢冷甚者，可将桂枝改为肉桂，并加重桂、附之量，以增强温补肾阳之力；若伴有阳痿，需加淫羊藿、补骨脂、巴戟天等以助补肾壮阳之力；痰饮咳喘者，加干姜、细辛、半夏等以温肺化饮。

【用药禁忌】忌猪肉、冷水、生葱、醋物、芜荑；有咽干口燥，舌红少苔等肾阴不足，虚火上炎者，不宜使用本方。

【药理研究】大鼠服用本方 1 个月后进行糖耐量试验，先测定 17 小时后的血糖，然后经口给 50% 葡萄糖 2g/kg，给糖后 30、60、120、180 分钟从尾尖部采血，用葡萄糖氧化酶法测定血糖值。结果表明，雄鼠的 5 倍量组的血糖值均较对照组低，恢复也较为迅速。

六味汤《伤寒论》

【组成】地黄炒, 八钱 (24g)　　山茱萸　干山药各四钱 (各12g)　　泽泻　牡丹皮　茯苓去皮, 各三钱 (各9g)

【用法】上为末，炼蜜为丸，如梧桐子大，空心温水化下 3 丸。（现代用法：蜜丸，每服 9g，每日 2~3 次；汤剂，水煎服）。

【功效】滋阴补肾，润燥止渴。

【主治】肾阴虚消渴证。尿频量多，混浊如脂膏，或尿甜，腰膝酸软，乏力，头晕耳鸣，口干唇燥，皮肤干燥、瘙痒，舌红苔，脉细数。

【临床应用】若阴虚火旺甚者，加知母、黄柏以泻火存阴；骨蒸潮热者，加地骨皮、银柴胡以清虚热；多梦遗精者，加芡实、菟丝子以温肾涩精。

【用药禁忌】本方虽有山药、茯苓之补脾助运，但毕竟熟地味厚滋腻，有碍运化，故脾虚食少以及便溏者当慎用。

【药理研究】六味地黄丸有改善胰岛素抵抗，维持胰腺组织形态，对抗胰岛 β 细胞凋亡，改善糖耐量等作用。特别是治疗糖尿病肾病方面的实验，更显示出了良好的疗效，它可以使红细胞醛糖还原酶（AR）活性降低，对生长激素 GH/IGF-1 轴的良性调解功能，且能抑制肾小球 NF-kB 蛋白表达。

炙甘草汤 《伤寒论》

【组成】甘草炙，四两（12g） 生姜切，三两（9g） 人参二两（6g）
生地黄一斤（50g） 桂枝去皮，三两（9g） 阿胶二两（6g） 麦门冬去心，
半升（10g） 麻仁半升（10g） 大枣擘，三十枚（10枚）

【用法】上以清酒 7 升，水 8 升，先煮 8 味，取 3 升，去滓，纳
胶烊消尽，温服 1 升，一日 3 次（现代用法：水煎服，阿胶烊化，
冲服）。

【功效】滋阴养血，益气助阳。

【主治】虚劳肺痿。咳嗽，涎唾多，形瘦短气，虚烦不眠，自汗
盗汗，咽干舌燥，大便干结，脉虚数。

【临床应用】若阴虚较甚，舌光而萎者，可将生地易为熟地，以
加强滋补阴血之力；心悸怔忡较甚者，加酸枣仁、柏子仁等以助养
心安神定悸之效，或加龙齿、磁石以增重镇静安神之功。

【用药禁忌】中虚湿阻，便溏胸痞者不宜。

【药理研究】用本方灌服"阴虚"大鼠，连续 10 日，能明显降低
血清促甲状腺激素释放激素（TRH）浓度，降低血浆 cAMP 水平，
改善"阴虚"证候。

麦门冬汤 《金匮要略》

【组成】麦门冬七升（42g） 半夏一升（6g） 人参三两（9g） 甘草
二两（6g） 粳米三合（6g） 大枣十二枚（4枚）

【用法】上 6 味，以水 1 斗 2 升，煮取 6 升，温服 1 升，日 3 夜
1 服（现代用法：水煎服）。

【功效】滋养肺胃，降逆下气。

【主治】1. 肺阴不足证。咳逆上气，咳痰不爽，或咳吐涎沫，口
干咽燥，手足心热，舌红少苔，脉虚数。

2. 胃阴不足证。气逆呕吐，口渴咽干，舌红少苔，脉虚数。

【临床应用】若阴伤甚者，加沙参、玉竹等；咳逆较甚者，加百
部、款冬花等；呕吐较甚者，加竹茹、生姜等。

【用药禁忌】肺燥消渴者，有虚热与虚寒之分，属于虚寒者，不宜使用本方。

【药理研究】采用四氧嘧啶性糖尿病小鼠及遗传性糖尿病 KK-CAY 小鼠分别作为外因性胰性糖尿病及内因性糖尿病模型，观察其降糖作用。结果表明，麦门冬汤对于四氧嘧啶糖尿病小鼠有很好的降血糖作用。

麻仁丸 《伤寒论》

【组成】麻子仁二升 (500g)   芍药半斤 (250g)   枳实炙，半斤 (250g)
大黄去皮，一斤 (500g)   厚朴炙，去皮，一尺 (250g)   杏仁去皮尖，熬，别作脂一升 (250g)

【用法】上 6 味，蜜和丸，如梧桐子大。饮服 10 丸，日 3 服，渐加，以知为度（现代用法：共为细末，炼蜜为丸。每服 9g，每日 1~2 次，温开水送服。亦可作汤剂，用量按原方比例酌减）。

【功效】润肠泄热，行气通便。

【主治】肠胃燥热之便秘证。津液不足，大便干结，小便频数。

【临床应用】若便干结而坚硬者，可加芒硝以软坚散结，泻热通便；如口干舌燥，津液耗伤者，可加生地黄、玄参、石斛之类以滋阴增液。

【用药禁忌】孕妇及病症纯由血少津亏、脾虚气弱所致者，不宜使用。

五、治疗案例

案例 1：患者，男性，46 岁，1990 年 5 月 7 日初诊。患者素体肥胖，2 年前开始出现口干欲饮，多食善饥，消瘦乏力，多尿，尿如脂膏。经医院诊为糖尿病，曾应用胰岛素等治疗效果不佳而来诊。诊见舌质红，苔薄白，脉细数。辨证为肾阴亏虚之消渴证，属中医"消渴"范畴。治宜滋阴补肾，方用六味地黄丸去泽泻，加花粉、麦冬、沙参，每日 1 剂水煎分 2 次服，连服 50 余剂后诸证消失，血糖检查恢复正常，尿糖 (-)。[张艳英. 六味地黄丸的临床应用 [J]. 中国民间疗法，2000，8 (3)：39]

案例 2：患者，女性，25 岁，2009 年 4 月 8 日初诊。患者平素怕冷，时腹胀，近几月来食欲旺盛，吃到饱胀欲吐才罢。在北京、武汉两地查空腹血糖均超过 6.1mmol/L，考虑 2 型糖尿病。患者已婚未孕，知道西医治疗此病需终身服药，拒绝服用西药。诊见：面色淡白，手足不温，食欲旺，腹胀，大小便正常，睡眠可，舌质偏红，苔薄，脉沉微。证属上热下寒，方用乌梅丸原方：乌梅 30g，细辛 5g，桂枝 15g，黄连 12g，黄柏 10g，当归 15g，人参 10g，花椒 5g，干姜 20g，黑附片 50g（另包先煎 2 小时）。5 剂，水煎服。服完药后，患者电话反馈，食欲恢复正常，复查血糖，空腹 4.8mmol/L。后回北京复查多次均正常，随访至今未发。 [雷国奇，李家庚.乌梅丸临床应用体会 [J].光明中医，2010，25（5）：854]

伤寒瘟疫

一、原文

伤寒病　极变迁　六经法　有真传　头项痛　太阳编　胃家实　阳明编　眩苦呕　少阳编　吐利痛　太阴编　但欲寐　少阴编　吐蛔渴　厥阴编　长沙论　叹高坚　存津液　是真诠　汗吐下　温清悬　补贵当　方而圆　规矩废　基于今　二陈尚　九味寻　香苏外　平胃临　汗源涸　耗真阴　邪传变　病日深　目击者　实痛心　医医法　脑后针　若瘟疫　治相侔　通圣散　两解求　六法备　汗为尤　达原饮　昧其由　司命者　勿逐流

二、阐释

伤寒病的发展变化，极为复杂。或在三阳（太阳、少阳、阳明），或在三阴（太阴、少阴、厥阴），或从寒化，或从热化，或转属他经，或合病或并病。汉代张仲景所著《伤寒论》，为治外感疾病所创立的六经辨证，对后世产生了深远影响，为临床医学发展奠定了基础。头痛项强是太阳病的主要症状，胃肠有实热郁结引起的症状是阳明病的特征，目眩、口苦、欲呕是少阳病的特征，吐食、下利、时腹自痛是太阴病的特征，正气不足，其人精神不振，昏昏欲睡，这是少阴病本证的特征，吐蛔虫，消渴，是厥阴病的特征，分别记载在太阳篇、阳明篇、少阳篇、太阴篇、少阴篇、厥阴篇里。张仲景的《伤寒论》具有高深的理论和丰富的经验，实在令人所赞叹。他提出了"扶阳气、存津液"的主张，是后人尊奉的真理。汗法、吐法、下法、温法、清法，本质各不相同，补法贵在适度。治疗疾病时，根据患者的具体情况，既应该掌握这些原则，又应该灵活运用。自王叔和之后，对《伤寒论》注解中有很多错误，是非各半。《伤寒论》中所列述的辨证论治法则，后世医家不能很好地钻研运用，这种现象，于今更为普遍。一般医生只会机械地套用二陈汤、九味羌活汤、香苏饮、平胃散这些方剂治疗伤寒病，容易使汗源枯竭，真阴耗伤。以至病邪向里传变，病情日益深重。看到这种情况，实在令人痛心！如果想要惩治这些庸医，就应该在他们的脑后痛扎一针，使他们牢牢记住，必须要很好地钻研《伤寒论》，回到正确的行医道路上来。

对于瘟疫而言，其辨证与治疗，基本上与伤寒病是一样的。用防风通圣散来治疗瘟疫病，可收到表里双解的效果。汗、吐、下、温、清、补六法当中，尤以汗法的使用最为重要。那些只知道用达原饮治疗瘟疫病的医生，实际上根本没有认识瘟疫病的病因病机。希望这些掌握着病人性命的医生，应仔细研习张仲景的医书，不可随波逐流，严重者可致命。

三、概说

伤寒有广义和狭义之分，广义伤寒是指一切外感疾病的总称，狭义伤寒是指外感风寒而即发的疾病。包括六经病变，六经是指太阳、阳明、少阳、太阴、少阴、厥阴而言。太阳主一身之表，凡外感风寒之邪，自表而入，每先入犯太阳，故太阳病多出现于外感疾病的早期阶段。阳明病在外感病的过程中，每多出现于阳热亢盛的极期阶段，其典型脉证是身热、汗自出、不恶寒、反恶热、脉大等。少阳病是半表半里的证候，其主要脉症有往来寒热、胸胁苦满、默默不欲饮食、心烦喜呕、口苦、咽干、目眩、脉弦等。太阴病属里虚寒证，以腹满而吐，食不下，自利益甚，时腹自痛为提纲。少阴病属里虚证，多由伤寒六经病变过程中后期危重的阶段，故少阴病多死证。以"脉微细，但欲寐"为提纲，分为寒化与热化两大证型。厥阴病多出现在伤寒末期，病情较为复杂而危重。厥阴病以消渴，气上撞心，心中疼热，饥而不欲食，食则吐蛔，下之利不止为提纲，为上热下寒、寒热杂错证候。瘟疫则指温病中具有强烈传染性和引起流行的一类疾病。是由温邪引起的以发热为主症，具有热象偏重，易化燥伤阴等特点的一类急性外感热病。此病有特异的致病因素，有传染性、流行性、季节性和地域性。

四、常用方剂

伤寒方　太阳　　桂枝汤《伤寒论》

【组成】桂枝三两，去皮（9g）　芍药三两（9g）　甘草炙，二两（6g）生姜三两，切（9g）　大枣十二枚，擘（4枚）

【用法】上5味，㕮咀，以水7升，微火煮取3升，去滓，适寒温，服1升。服已须臾，啜热稀粥1升余，以助药力。温覆令一时许，遍身浆微似有汗者益佳，不可令如水流漓，病必不除。若一服汗出病瘥，停后服，不必尽剂；若不汗，更服依前法；又不汗，后服小促其间，半日许令三服尽。若病重者，一日一夜服，周时观之，服一剂尽，病证犹在者，更作服；若汗不出者，乃服至二三剂。禁生冷、黏滑、肉、面、五辛、酒酪、臭恶等物（现代用法：水煎服，温覆取微汗。）

【功效】解肌发表，调和营卫。

【主治】外感风寒表虚证。头痛发热，汗出恶风，或鼻鸣干呕，苔白，脉浮缓或浮弱者。

【临床应用】若恶风寒较甚者，宜加防风、荆芥、淡豆豉疏散风寒；体质素虚者，可加黄芪益气补虚，助正祛邪；兼见咳喘者，宜加杏仁、苏子、桔梗以宣肺降气，止咳平喘。用于风寒湿痹，宜加姜黄、细辛、威灵仙祛风除湿，通络止痛；项背拘急强痛，加葛根、防风、桑枝散寒通络舒筋。

【用药禁忌】表实无汗，或表寒里热，不汗出而烦躁者；温病初起，见发热口渴，咽痛脉数者；中焦湿热，见舌苔黄腻者，均不宜使用本方。

【药理研究】桂枝汤具有发汗解热，抗炎镇痛，抑制病毒，调节肠道和免疫功能，对呼吸和心肌血流亦有一定作用。

麻黄汤《伤寒论》

【组成】麻黄三两，去节（6g）　桂枝去皮，二两（4g）　甘草炙，一两

(3g)　杏仁去皮，七十个 (9g)

【用法】上 4 味，以水 9 升，先煮麻黄，减 2 升，去上沫，内诸药，煮取二升半，覆取微似汗，不需啜粥，余如桂枝法将息（现代用法：水煎服，温覆取微汗。）

【功效】辛温发汗，宣肺平喘。

【主治】外感风寒表实证。恶寒发热，头痛身疼，无汗而喘，舌苔薄白，脉浮紧。

【临床应用】若外感风寒较轻，见头身疼痛不甚，无须强力发汗者，可去方中桂枝，或加苏叶、荆芥；肺郁生痰，兼咳痰稀薄，胸闷气急者，可加苏子、橘红，以增强祛痰止咳平喘之功；风寒郁热，兼心烦口渴者，可加石膏、黄芩，以兼清里热；风寒夹湿，见无汗而头身重痛，舌苔白腻者，可加苍术或白术，以发汗祛湿。

【用药禁忌】本方为辛温发汗之峻剂，凡体虚外感、表虚自汗、新产妇女等均不宜使用；不宜久服，一般药后见汗出，不必再服。

【药理研究】麻黄汤具有发汗、解热、抗炎、止咳、平喘、抗病毒、抗低体温、调整免疫功能等作用。麻黄汤能使小鼠泪腺、唾液腺等分泌显著增强。静注给药 30 分钟时可使升高的体温下降 63.8%，至 120 分钟时下降达 130.4%，并能迅速地使正常小鼠皮肤温度下降，提示本方有发汗解热作用。

大青龙汤 《伤寒论》

【组成】麻黄去节，六两 (12g)　　桂枝二两 (6g)　　甘草炙，二两 (6g)　杏仁去皮尖，四十粒 (6g)　　石膏如鸡子大，碎 (18g)　　生姜三两 (9g)　大枣擘，十二枚 (3g)

【用法】上 7 味，以水 9 升，先煮麻黄，减 2 升，去上沫，内诸药，煮取 3 升，去滓。温服一升。取微似汗。汗出多者，温粉扑之。一服汗者，停后服。若复服，汗多亡阳，遂虚，恶风烦躁不得眠也（现代用法：水煎服）。

【功效】发汗解表，兼清里热。

【主治】外感风寒，里有郁热证。发热恶寒，寒热俱重，脉浮紧，身疼痛，不汗出而烦躁者。

【用药禁忌】本方发汗之力居解表方之冠，故一服得汗者，应停后服，以防过剂。

【药理研究】本方对家兔实验性发热有较好的解热作用，但起效较为缓慢，在给药 1.5 小时才产生作用。给药组 2 小时后体温平均下降 0.96±0.34℃，对照组为 0.40±0.42℃，给药组与对照组相比有非常显著性差异。此外，本方对溶血性链球菌、金黄色葡萄球菌、肺炎球菌等多种细菌有抑制作用，但作用强度较弱。对葡萄球菌和大肠埃希菌亦有一定的体外抑菌作用。

小青龙汤 《伤寒论》

【组成】麻黄去节，三两（9g）　芍药三两（9g）　干姜三两（9g）　五味子半升（3g）　甘草炙，三两（9g）　桂枝去皮，三两（9g）　半夏洗，半升（9g）　细辛三两（3g）

【用法】以上 8 味，以水 1 斗，先煮麻黄，减 2 升，去上沫，内诸药。煮取 3 升，去滓，温服一升（现代用法：水煎服）。

【功效】解表散寒，温肺化饮。

【主治】外寒内饮证。恶寒，发热，头身疼痛，无汗，喘咳，痰涎清稀而量多，胸痞，或干呕，或痰饮喘咳，不得平卧，或身体疼重，头面四肢水肿，舌苔白滑，脉浮。

【临床应用】若渴者，去半夏加瓜蒌根二钱。若噎者，去麻黄加附子一钱五分。小便不利，小腹痛满，去麻黄加茯苓四钱。若喘者，去麻黄加杏仁 21 枚。

【用药禁忌】本方辛散温化之力较强，应视病人体质强弱酌定剂量。阴虚干咳无痰或痰热证者，不宜使用。

【药理研究】实验表明，对离体豚鼠气管平滑肌，全方及其大部分组成药都可不同程度地拮抗组胺、乙酰胆碱和氯化钡等引起的气管收缩，显示程度不等的气管平滑肌松弛作用。

桂枝加葛根汤 《伤寒论》

【组成】葛根四两（12g）　桂枝二两（6g）　芍药二两（6g）　甘草炙，二两（6g）　生姜切，三两（9g）

【用法】上6味，以水8升，煮取3升，去滓，温服1升，覆取微似汗，不须啜粥，余如桂枝法将息（现代用法：水煎服）。

【功效】解肌祛风，生津疏经。

【主治】太阳中风兼项背强痛证。以汗出恶风，项背强痛，舌苔薄白，脉浮。

【用药禁忌】忌生葱、海藻、菘菜。

【药理研究】桂枝加葛根汤对低分子右旋糖酐致小鼠产生皮肤瘙痒反应均有抑制作用，其抑制作用低于扑尔敏，其抗过敏作用可能与方中葛根、麻黄、桂枝等的扩张血管，松弛平滑肌，抑制血小板汇集，抗炎等作用有关。

葛根汤 《伤寒论》

【组成】葛根四两 (12g)　　麻黄去节，三两 (9g)　　桂枝去皮，二两 (6g)　生姜切，三两 (9g)　　甘草炙，二两 (6g)　　芍药二两 (6g)　　大枣擘，十二枚 (4枚)

【用法】上7味，以水1斗，先煮麻黄、葛根，减2升，去白沫，内诸药，煮取3升，去滓，温服1升，覆取微似汗，余如桂枝法将息（现代用法：水煎服）。

【功效】发汗解表，生津止渴。

【主治】太阳表实兼项背强几几证。以发热恶寒，无汗身痛，项背强几几，或兼有腹泻，苔薄白，脉浮紧。

【用药禁忌】禁生冷、黏滑、肉、面、五辛、酒酪、臭恶等物。

【药理研究】实验研究表明，葛根汤对麻醉狗、猫具有显著的扩张脑血管、增加脑血流量、降低脑血管阻力的作用。此外能对抗ADP诱导的家兔血小板聚集。

阳明　白虎汤 《伤寒论》

【组成】石膏碎，一斤 (50g)　　知母六两 (18g)　　甘草炙，二两 (6g)　粳米六合 (9g)

【用法】上4味，以水1斗，煮米熟，汤成去滓，温服1升，日3服（现代用法：水煎，米熟汤成，温服）。

【功效】清热除烦，生津止渴。

【主治】阳明气分热盛证。壮热面赤，烦渴引饮，汗出恶热，脉洪大有力。

【临床应用】本方证兼阳明腑实，见神昏谵语，大便秘结，小便赤涩者，可加大黄、芒硝泻热攻积，软坚润燥；温热病气血两燔，见高热烦渴，神昏谵语，抽搐等，可加羚羊角、钩藤等清热凉血，息风止痉；消渴见烦渴引饮属胃热者，可加麦冬、天花粉、芦根等，以增强清热生津之功。

【用药禁忌】热证未解的无汗发热，口不渴者；血虚发热或气虚发热，渴喜温饮，脉洪不胜重按者，忌用本方。

【药理研究】动物实验表明，白虎汤或单味石膏对伤寒菌苗与内毒素引起的发热家兔具有明显的解热作用。另外，白虎汤还能显著降低皮下注射流行性乙型脑炎病毒感染小鼠的死亡率，说明本方有抗病原微生物的作用。白虎汤能增强腹腔巨噬细胞的吞噬功能，提高血清溶菌酶的含量，促进淋巴细胞转化，显著提高再次免疫抗体滴度。

调胃承气汤 《伤寒论》

【组成】大黄去皮，清酒洗，四两（12g）　　甘草炙，二两（6g）　　芒硝半升（10g）

【用法】以水3升，煮二物至1升，内芒硝，更上微火一二沸，温顿服之（现代用法：水煎服）。

【功效】泻热润燥，软坚通便。

【主治】阳明胃肠燥热。大便不通，口渴心烦，或蒸蒸发热，舌苔正黄，脉滑数；以及肠胃积热而致发斑、口齿咽喉肿痛等。

【临床应用】若腑实兼见口唇干燥，舌苔焦黄而干，脉细数者，为腑实兼阴津不足证，可加玄参、麦冬、生地等，以滋阴生津润燥。

【用药禁忌】孕妇，产后，月经期或年老体弱，病后津亏及亡血者，均应慎用。必要时可攻补兼施，小剂试用，得效即止，慎勿过剂。

【药理研究】体外抗菌试验证实，调胃承气汤原液及浓缩液对葡萄球菌均有一定的抗菌作用。

小承气汤《伤寒论》

【组成】大黄酒洗，四两（12g）　厚朴去皮，炙，二两（6g）　枳实炙，大者三枚（9g）

【用法】上3味，以水4升，煮取1升2合，去滓，分温2服。初服汤，当更衣，不尔者，尽饮之；若更衣者，勿服之（现代用法：水煎服）。

【功效】泻热通便，消痞除满。

【主治】阳明腑实证。大便不通，潮热谵语，脘腹痞满，舌苔老黄，脉滑而疾；痢疾初起，腹中胀痛，里急后重者，亦可用之。

【临床应用】腑实兼见至夜发热，舌质紫，脉涩等瘀血证，宜加桃仁、赤芍、当归等，以活血化瘀，促进气血流通。

【用药禁忌】孕妇、产后、月经期或年老体弱、病后津亏及亡血者，均应慎用，必要时可攻补兼施，小剂试用，得效即止，切勿过剂。

【药理研究】本方能够降低血管通透性。采用 ^{125}I-白蛋白放射活性测定小承气汤对小鼠腹部血管通透性的影响。结果表明，小承气汤能降低小鼠腹部血管通透性，抑制异物从血循环渗出，而对血管吸收过程，本方起降低作用。

大承气汤《伤寒论》

【组成】大黄酒洗，四两（12g）　厚朴去皮，炙，八两（24g）　枳实五枚（12g）　芒硝三合（6g）

【用法】上4味，以水1斗，先煮二物，取5升，去滓，内大黄，更煮取2升，去滓，内芒硝，更上微火一二沸，分温再服。得下，余勿服（现代用法：水煎，大黄后下，芒硝溶服）。

【功效】峻下热结。

【主治】阳明腑实证。大便不通，频转矢气，脘腹痞满，腹痛拒按，按之硬，日晡潮热，神昏谵语，手足濈然汗出，舌苔黄燥起刺或焦黑燥裂，脉沉实。或热结旁流，下利清水，色纯青，脐腹疼痛，按之坚硬有块。或里热实证之热厥、痉病或发狂等。

【临床应用】如痞满较重，可重用厚朴；如痞满较轻，可减轻厚朴用量。

【用药禁忌】 本方为泻下峻剂，凡气阴亏虚、表证未解、燥结不甚者，及年老、体弱、孕妇等，均不宜用。

【药理研究】 大承气汤颗粒剂可使正常小鼠炭末推进率、湿粪计数明显增加，炭末排出时间明显缩短，表明其有增强正常小鼠肠道动力的作用。大承气汤可促进肠管运动，增强肠张力，且血管活性肠肽、P物质、胃动素的释放增加，生长抑素水平也升高，使消化道处于新的平衡，而有利消化功能的恢复。

少阳　小柴胡汤 《伤寒论》

【组成】 柴胡半斤（24g）　黄芩三两（9g）　人参三两（9g）　甘草炙，三两（9g）　半夏洗，半升（9g）　生姜切，三两（9g）　大枣擘，十二枚（4枚）

【用法】 上7味，以水1斗2升，煮取6升，去渣，再煎，取3升，温服1升，日3服（现代用法：水煎服）。

【功效】 和解少阳。

【主治】 1. 伤寒少阳证。往来寒热，胸胁苦满，默默不欲饮食，心烦喜呕，口苦，咽干，目眩，舌苔薄白，脉弦。

2. 热入血室证。妇人中风，经水适断，寒热发作有时。

3. 疟疾、黄疸等病而见少阳证者。

【临床应用】 若胆热犯胃，呕吐重者，与左金丸合用，以增清胆和胃之力；湿热发黄，加茵陈、栀子以增强利湿退黄之效；经脉郁滞重，胁痛明显者，加川楝子、延胡索，以理气止痛；痰热扰心，心烦失眠，加瓜蒌皮、琥珀，以化痰宁心。

【用药禁忌】 本方纯属祛邪之剂，体虚者不宜单独应用。

【药理研究】 药理研究表明小柴胡汤对肝胆、中枢神经、血液循环、胃肠道等多个系统均有影响，并具有调节内分泌和抗炎、抗肿瘤、抗病毒、对放射性损害的防护作用等。

大柴胡汤 《伤寒论》

【组成】 柴胡半斤（15g）　黄芩三两（9g）　芍药三两（9g）　半夏洗，

半升（9g）　枳实炙，四枚（9g）　　大黄二两（6g）　　大枣擘，十二枚（5个）生姜切，五两（15g）

【用法】上8味，以水1斗2升，煮取6升，去渣，再煮。温服1升，日3服（现代用法：水煎2次，去滓，再煎，分2次温服）。

【功效】和解少阳，内泻热结。

【主治】少阳、阳明合病。往来寒热，胸胁苦满，呕不止，郁郁微烦，心下满痛或心下痞硬，大便不解或胁热下利，舌苔黄，脉弦数有力。

【临床应用】如胁脘痛剧者，加川楝子、延胡索、郁金等以加强行气止痛之功；恶心呕吐剧烈者，加姜竹茹、黄连、旋覆花等以加强降逆止呕之效；伴黄疸者，加茵陈、栀子以清热利湿退黄；胆结石者，加金钱草、海金沙等以化石。

【用药禁忌】本方为少阳、阳明合病而设，单纯少阳证或阳明证及少阳、阳明合病而阳明尚未结热成实者均非本方所宜。

【药理研究】主要有保肝，利胆，抗实验性胆石症，抗炎，解热，兴奋肾上腺功能，抗血小板聚集，防止动脉硬化，抑制离体平滑肌等作用。

太阴　理中丸汤《伤寒论》

【组成】人参　干姜　甘草炙　白术各三两（各9g）

【用法】上4味，捣筛，蜜和为丸，如鸡子黄许大。以沸汤数合和1丸，研碎，温服之。日3服，夜2服。腹中未热，益至三四丸。然不及汤。汤法，以四物任意两数切，用水8升，煮取3升，去滓，温服1升，日3服。服汤后，如食顷，饮热粥1升许，微自温（现代用法：蜜丸，日服2~3次，每次9g，温开水送下；或作汤剂，用量按原方比例酌定，水煎取汁，分2次温服。服后饮热粥适量，并加衣盖被）。

【功效】温中祛寒，补气健脾。

【主治】1.脾胃虚寒证。呕吐下利，脘腹疼痛，喜温喜按，不欲饮食，畏寒肢冷，舌淡苔白，脉沉细。

2.阳虚失血证。吐血、衄血、便血、崩漏，血色暗淡，四肢不温，面色萎黄，舌淡脉弱。

3. 小儿慢惊，病后喜唾涎沫，霍乱及胸痹等由中焦虚寒而致者。

【临床应用】 根据病情轻缓、急重之不同，分选丸剂或汤剂。若寒甚者，可重用干姜，虚甚者可重用人参，虚寒并重者，干姜、人参并重；胃逆见呕吐较重者，可加生姜、半夏、砂仁以和胃降逆；寒湿下注见下利较重者，重用白术，可加茯苓、薏苡仁以健脾止泻。

【用药禁忌】 本方偏于温热，阴虚内热者忌用；阳虚失血而阴血亏损者，也当慎用。

【药理研究】 理中汤对大鼠实验性胃溃疡作用的观察表明，本方能促进黏膜细胞再生修复，促进醋酸型胃溃疡愈合。能降低胃液之中游离盐酸浓度，减轻对黏膜侵蚀和减少胃蛋白酶激活，对实验性胃溃疡的发生起保护作用。

四逆汤 《伤寒论》

【组成】 附子一枚，生用，去皮，破八片 (9g)　　干姜一两半 (9g)　　甘草炙，二两 (9g)

【用法】 以水 3 升，煮取 1 升 3 合，去滓，分温再服。强人可大附子 1 枚，干姜三两（现代用法：水煎服。生附子先煎 30~60 分钟，再加余药同煎，取汁温服）。

【功效】 回阳救逆。

【主治】 少阴病。四肢厥逆，恶寒蜷卧，呕吐不渴，腹痛下利，神衰欲寐，舌苔白滑，脉微细；或太阳病误汗亡阳，而见四肢厥逆，面色苍白，脉微细者。

【临床应用】 气虚甚者，宜加人参以益气固脱。

【用药禁忌】 非阴盛阳衰者，不可服用。附子生用有毒，应审慎其用量，并需久煎。

【药理研究】 四逆汤有升压、强心、抗休克作用。本方对动物失血性休克、纯缺氧性休克、橄榄油引起的栓塞性休克，冠状动脉结扎所造成的心源性休克，皆有显著的对抗作用。并有显著的强心作用，能增加冠脉流量，对缺氧所致的异常心电图有一定的改善作用。还能兴奋垂体-肾上腺皮质功能，又有中枢性镇痛、镇静作用。

通脉四逆加人尿猪胆汤 《伤寒论》

【组成】甘草炙，二两 (6g)　　附子生用，去皮，破八片，大者一枚 (20g)
干姜三两，强人可四两 (9~12g)

【用法】上 3 味，以水 3 升，煮取 1 升 2 合，去滓，加猪胆汁一汤匙、人尿半汤匙，温服。分温再服，其脉即出者愈（现代用法：水煎煮，去药渣，纳入猪胆汁搅拌均匀。取汁温服，日 2 次）。

【功效】回阳救逆，益阴和阳。

【主治】少阴病，阴盛格阳证。症见下利清谷，里寒外热，手足厥逆，脉微欲绝，身反不恶寒，其人面色赤，或腹痛，或干呕，或咽痛，或利止脉不出者。

【临床应用】汗多面红脉微者，可加龙骨、牡蛎以镇摄固脱。

【用药禁忌】凡因阳盛格阴而致真热假寒者，忌用本方。

【药理研究】猪胆汁精制提取物（主要成分为甘氨猪去氧胆酸）对离体蟾蜍心脏有兴奋作用。给麻醉兔静注后出现降压反应，并能对抗肾上腺素的升压作用。

桂枝加芍药汤 《伤寒论》

【组成】桂枝去皮，三两 (9g)　　芍药六两 (18g)　　甘草炙，二两 (6g)
大枣擘，十二枚 (4 枚)　　生姜切，三两 (9g)

【用法】上 5 味，以水 4 升，煮取 3 升，去滓，温分 3 服（现代用法：水煎服，日 3 次）。

【功效】温脾和中，缓急止痛。

【主治】太阳病误下伤中，邪陷太阴，腹满时痛。

【临床应用】如兼见咳嗽气喘者，加厚朴、杏仁以止咳平喘。

【用药禁忌】中焦虚寒腹痛喜温喜按者，不宜应用。

桂枝加大黄汤 《伤寒论》

【组成】桂枝去皮，三两 (9g)　　白芍药六两 (12g)　　生姜切，三两 (9g)
大黄二两 (6g)　　大枣擘，十二枚 (3 枚)　　甘草炙，二两 (6g)

【用法】上 6 味，以水 7 升，煮取 3 升，去滓。温服 1 升，日 3 服。（现代用法：水煎服，日 3 次）。

【功效】益脾和中，缓急止痛。

【主治】里虚腹实痛。以腹痛拒按，便秘，舌苔黄，脉浮大而弦数。

【临床应用】若里虚较甚者，加人参以补益正气。

【用药禁忌】阳明病便秘腹痛者，不宜使用。

少阴　麻黄附子细辛汤《伤寒论》

【组成】麻黄去节，二两（6g）　附子炮，去皮，一枚破八片（9g）　细辛二两（3g）

【用法】上3味，以水1斗，先煮麻黄，减2升，去上沫，内诸药，煮取3升，去滓，温服1升，日3服（现代用法：先煮麻黄，去掉麻黄煮出来泡沫，后纳入诸药，去药渣。取汁温服，日3次）。

【功效】助阳解表。

【主治】素体阳虚，外感风寒表证。发热，恶寒甚剧，虽厚衣重被，其寒不解，神疲欲寐，脉沉微。

【临床应用】若证为阳气虚弱而见面色苍白，语声低微，肢冷等，宜加人参、黄芪合附子以助阳益气；兼咳喘吐痰者，宜加半夏、杏仁、苏子以化痰止咳平喘；兼湿滞经络之肢体酸痛，加羌活、独活以祛湿通络止痛。

【用药禁忌】若少阴阳虚而见下利清谷，四肢厥逆，脉微欲绝等症，则当先温其里，乃攻其表的原则，若误发其汗，必致亡阳危候，不可妄用本方。

【药理研究】主要有抗炎，抗过敏，抗氧化的作用。

麻黄附子甘草汤《伤寒论》

【组成】麻黄去节，二两（6g）　甘草炙，二两（6g）　附子炮，去皮，一枚破八片（9g）

【用法】上3味，以水7升，先煮麻黄一两沸，去上沫，内诸药，煮取3升，去滓。温服1升，日3服（现代用法：先煮麻黄，去掉麻黄煮出来的泡沫，后纳入诸药，去药渣。取汁温服，日3次）。

【功效】助阳解表。

【主治】少阴阳虚，外感风寒。恶寒身疼，无汗，微发热，脉沉微者，或水病身面水肿，气短，小便不利，脉沉而小。

【临床应用】面色赤者，加葱白；腹中痛者，去葱加芍药；呕者，加生姜；咽痛者，去芍药加桔梗；利止脉不出者，去桔梗加人参。

【用药禁忌】若出现少阴里证时，不可使用。

通脉四逆汤《伤寒论》

【组成】甘草炙，二两（6g） 附子大者一枚，生，去皮，破八片（20g）干姜三两，强人可四两（12g）

【用法】上3味，以水3升，煮取1升2合，去滓，分温再服，其脉即出者愈（现代用法：上3味，水煎煮，去药渣，取汁温服，日2次）。

【功效】破阴回阳，通达内外。

【主治】少阴病，阴盛格阳证。下利清谷，里寒外热，手足厥逆，脉微欲绝，身反不恶寒，其人面色赤，或利止脉不出。

【临床应用】若体虚脉弱者，加人参、黄芪以益气；脾气不足者，加白术、炒山药以健脾。

【用药禁忌】忌海藻、菘菜、猪肉。

【药理研究】实验表明，本方有明显的升高血压、抗休克作用。

白通汤《伤寒论》

【组成】葱白四茎 干姜一两（5g） 附子一枚，生用，去皮，破八片（15g）

【用法】上3味，以水3升，煮取1升，去滓，分温再服（现代用法：水煎服）。

【功效】破阴回阳，宣通上下。

【主治】少阴病格阳轻证。以下利清谷，全身微厥，面色浮赤，舌淡苔黑滑，脉微细。

【临床应用】若寒气盛者，重用附子、干姜以温阳散寒；腰痛者，加桑寄生、杜仲补益肾府；下肢水肿者，加茯苓、泽泻利水消肿。

【用药禁忌】本方乃治阳衰阴盛之厥逆，如属真热假寒者，当禁用。

【药理研究】实验表明，本方有抗休克的作用，还有改善肠微循环的作用。

吴茱萸汤《伤寒论》

【组成】吴茱萸汤洗七遍，一升（6g）　人参三两（9g）　大枣擘，十二枚（4枚）　生姜切，六两（18g）

【用法】以水7升，煮取2升，去滓，温服7合，日3服（现代用法：水煎煮，分2次服）。

【功效】温中补虚，降逆止呕。

【主治】虚寒呕吐证。食谷欲呕，畏寒喜热，或胃脘痛，吞酸嘈杂；或厥阴头痛，干呕吐涎沫；或少阴吐利，手足逆冷，烦躁欲死。

【临床应用】若胃气不降，呕吐较甚者，加半夏、砂仁以理气和胃；寒凝气滞，胃脘疼痛较重者，加高良姜、香附以温胃散寒；吐酸甚者，加煅瓦楞子、海螵蛸以治酸止痛；气血失和见头痛甚者，可加川芎、当归以调和气血；少阴吐利，手足逆冷者，加附子、干姜以温肾散寒。

【用药禁忌】吴茱萸有小毒，用量不宜重。肝胃郁热的吞酸吐苦者，本方禁用。

【药理研究】实验证明，本方中的吴茱萸、生姜均有镇吐作用，而两药同用时，镇吐效力更显著。全方对硫酸铜所致的家鸽呕吐有显著的抑制效果，配伍生姜效果增强，而四药皆用则具有最强的镇吐效果。

猪苓汤《伤寒论》

【组成】猪苓去皮　茯苓　泽泻　阿胶碎　滑石碎，各一两（各9g）

【用法】上5味，以水4升，先煮4味，取2升，去滓，内阿胶烊化，温服7合，日3服（现代用法：原方水煎，阿胶烊消，日3服）。

【功效】利水渗湿，清热养阴。

【主治】水热互结证。小便不利，发热口渴欲饮，或心烦不寐，或兼有咳嗽，呕恶，下利等，舌红苔白或微黄，脉细数者。

【临床应用】若治热淋，加栀子、车前子以清热利水通淋；血淋者，加白茅根、大蓟、小蓟以凉血止血。

【用药禁忌】淋之阴津亏甚者不宜用。

【药理研究】猪苓汤所产生的利尿作用，与对体液的利水激素样的调节机制及肾的生理有密切关系，本方对特发性水肿，其消肿的原理可能与肾素—血管紧张素—醛固酮系统有关。

黄连阿胶鸡子黄汤《伤寒论》

【组成】黄连四两 (12g)　　黄芩二两 (6g)　　芍药二两 (6g)　　鸡子黄二枚　阿胶三两 (9g)

【用法】上5味，以水6升，先煮3物，取2升，去滓，纳胶烊尽，小冷，内鸡子黄，搅令相得。温服7合，日3服（现代用法：先煎前三味，去渣取汁，阿胶烊化，待稍冷，再入鸡子黄搅匀，分2次服）。

【功效】滋阴降火，除烦安神。

【主治】少阴病阴虚火旺，心神不安证。心中烦热，失眠，口干咽燥，舌红苔少，脉细数。

【临床应用】若阴虚严重，津液耗伤甚者，加玄参、麦冬、生地等，以增滋阴生津之效；心火旺，心中烦乱者，加栀子、莲子心、竹叶心等，以清泻心火；入眠后惊醒难入眠者，加龙齿、珍珠母等，以镇心安神；寐而不熟，心神失养者，加枣仁、夜交藤以养心安神；心悸不宁者，加茯神、柏子仁以养心定悸。

【用药禁忌】阳虚火衰之悸烦不眠者禁用。

【药理研究】本方具有镇静作用。给小白鼠腹腔注射的黄连阿胶汤煎剂，30分钟内发现其活动显著减少，出现安静、嗜睡现象。

厥阴　乌梅丸《伤寒论》

【组成】乌梅三百枚 (480g)　　细辛六两 (180g)　　干姜十两 (300g)　黄连十六两 (480g)　　当归四两 (120g)　　附子炮，去皮，六两 (180g)　　蜀椒四两 (120g)　　桂枝去皮，六两 (180g)　　人参六两 (180g)　　黄柏六两 (180g)

【用法】上10味，共捣筛，合治之，以苦酒（即酸醋）渍乌梅一宿，去核，蒸之五斗米下，饭熟，捣成泥，和药令相得，内臼中，与蜜杵 2000 下，丸如梧桐子大，先食饮服 10 丸，日 3 服，稍加至 20 丸。禁生冷滑物、臭食等（现代用法：乌梅用 50%醋浸一宿，去核打烂，和余药打匀，烘干或晒干，研末，加蜜制丸，每服 9g，日 1~3 次，空腹温开水送下。亦可水煎服，用量按原方比例酌减）。

【功效】安蛔止痛。

【主治】蛔厥证。脘腹阵痛，烦闷呕吐，时发时止，得食则吐，甚则吐蛔，手足厥冷；或久痢久泻。

【临床应用】若腹痛甚者，加木香、大腹子以行气止痛；呕吐甚者，加半夏、生姜以降逆止呕；欲加重杀蛔之力时，可加使君子、苦楝根。

【用药禁忌】本方以安蛔为主，杀蛔之力较弱，若加用杀虫药时，切忌不可过量，防止中毒；若蛔虫腹痛证属湿热为患者，本方不宜。

【药理研究】本方对蛔虫没有直接杀伤作用，但可麻醉虫体，明显抑制蛔虫的活动能力。

当归四逆汤《伤寒论》

【组成】当归三两 (12g)　桂枝去皮，三两 (9g)　芍药三两 (9g)　细辛三两 (15g)　甘草炙，二两 (5g)　通草二两 (3g)　大枣擘，二十五枚 (9 枚)

【用法】上 7 味，以水 8 升，煮取 3 升，去滓，温服 1 升，日 3 服（现代用法：水煎服）。

【功效】温经散寒，养血通脉。

【主治】血虚寒厥证。手足厥寒，或局部青紫，口不渴，或腰、股、腿、足疼痛，或麻木，舌淡苔白，脉沉细或细而欲绝。

【临床应用】若腰、股、腿、足疼痛属血虚寒凝、脉络不通者，可酌情加牛膝、鸡血藤、木瓜以活血通络；内有久寒，兼水饮呕逆者，可加吴茱萸、生姜以温胃散寒止呕；若血虚寒凝之经期腹痛，或男子寒疝者，可酌加乌药、茴香、良姜、香附以理气散寒止痛。

【用药禁忌】少阴阳虚寒厥者，本方不宜使用。

【药理研究】本方具有扩张末梢血管，改善血流的功能。实验兔

10 只，按患者每千克体重服药量的 2 倍喂当归四逆汤 7 天，在室温不变下观察兔耳一定区域内可见的小血管，发现喂药后兔耳小血管数增加为喂药前血管数的 1.9 倍，有大片充血区域散在的充血斑。

白头翁汤《伤寒论》

【组成】白头翁二两（15g）　黄柏三两（12g）　黄连三两（6g）　秦皮三两（12g）

【用法】上药 4 味，以水 7 升，煮取 2 升，去滓；温服 1 升，不愈再服 1 升（现代用法：水煎服）。

【功效】清热解毒，凉血止痢。

【主治】热毒痢疾。腹痛，里急后重，肛门灼热，下痢脓血，赤多白少，渴欲饮水，舌红苔黄，脉弦数。

【临床应用】若发热急骤，下痢鲜紫脓血，壮热口渴，烦躁舌绛，属疫毒痢者，可加生地、丹皮以凉血解毒；腹痛里急后重明显者，可加木香、槟榔、白芍以行气消滞，缓急止痛。

【用药禁忌】素体脾胃虚弱者当慎用。

【药理研究】本方对志贺氏、施氏等痢疾杆菌有较强的抑制作用，而对福氏和宋内氏菌作用较弱，对多种沙门氏菌作用也很弱，或无抑菌作用。对金黄色葡萄球菌、表皮葡萄球菌及卡他球菌等也有较强的抑制作用。

瘟疫方　人参败毒散《小儿药证直诀》

【组成】羌活　独活　前胡　柴胡　川芎　枳壳　茯苓　桔梗　人参各一两（30g）　甘草半两（15g）

【用法】水 2 杯，加生姜 3 片，煎 7 分服（现代用法：水煎服）。

【功效】益气解表，散风祛湿。

【主治】气虚之人，外感风寒湿邪证。憎寒壮热，无汗，头项强痛，肢体酸痛，鼻塞声重，咳嗽有痰，胸膈痞满，舌苔白腻，脉浮濡，或浮数而重取无力。

【临床应用】若湿浊内停，寒热往来，舌苔厚腻，加草果、槟榔以燥湿化浊，行气散结；内有蕴热，口苦苔黄，加黄芩以清里热。

【用药禁忌】方中药物多为辛温香燥之品，外感风热及阴虚外感者，均须忌用。

【药理研究】本方主要有解热，抗炎等作用。人参败毒散的各药味共同煎煮提取液给酵母致热大鼠灌胃，服药后 3 小时能明显解热。该方能抑制蛋清所致大鼠足肿胀；抑制二甲苯所致小鼠耳廓肿胀；能提高大鼠肾上腺中胆固醇含量，对维生素 C 含量也有升高趋势；能使大鼠血浆中醛固酮和皮质醇含量下降；能抑制腹腔毛细血管通透性。

防风通圣散 《宣明论方》

【组成】防风 川芎 当归 芍药 大黄 薄荷叶 麻黄 连翘 芒硝各半两（各 6g） 石膏 黄芩 桔梗各一两（各 12g） 滑石三两（20g） 甘草二两（10g） 荆芥 白术 栀子各一分（各 3g）

【用法】上为末，每服 2 钱，水一大盏，加生姜 3 片，煎至 6 分，温服（现代用法：加生姜 3 片，水煎服）。

【功效】疏风解表，泻热通里。

【主治】风热壅盛，表里俱实证。憎寒壮热，头目昏眩，目赤睛痛，口苦干，咽喉不利，胸膈痞闷，咳呕喘满，涕唾稠黏，大便秘结，小便赤涩，舌苔黄腻，脉数有力。并治疮疡肿毒，肠风痔漏，丹斑隐疹等。

【临床应用】若表寒不甚者，去麻黄；内热不盛者，去石膏；无便秘者，去大黄、芒硝；体质壮实者，去当归、芍药、白术等扶正之品。

【用药禁忌】本方汗、下之力较峻猛，有损胎气，虚人及孕妇慎用。

【药理研究】本方的组成药味分别具有抗菌，抗病毒，解热，镇痛，抗炎，抗过敏，调节免疫，泻下等作用。

藿香正气散 《太平惠民和剂局方》

【组成】大腹皮 白芷 紫苏 茯苓去皮、各一两（各 30g） 半夏曲 白术 陈皮去白 厚朴去粗皮、姜汁炙 苦桔梗各二两（各 60g） 藿香去

土, 三两 (90g)　　甘草炙, 二两半 (75g)

【用法】上为细末。每服二钱, 水1盏, 姜3片, 枣1枚, 同煎至七分, 热服。如欲出汗, 衣被盖, 再煎并服 (现代用法: 共为细末, 每服9g, 姜、枣煎汤送服, 或作汤剂, 水煎服, 用量按原方比例酌定)。

【功效】解表化湿, 理气和中。

【主治】外感风寒, 内伤湿滞证。霍乱吐泻, 恶寒发热, 头痛, 脘腹疼痛, 舌苔白腻, 以及山岚瘴疟等。

【临床应用】若兼有头痛者加川芎、白芷, 以祛风活血止痛; 冷泻不止者, 加木香、诃子、肉豆蔻, 以暖脾温中, 涩肠止泻; 腹痛甚者, 加干姜、官桂, 以温中散寒止痛; 呕逆, 加丁香、砂仁, 以温胃散寒, 降逆止呕。

【用药禁忌】湿热霍乱, 伤食吐泻均不宜。

【药理研究】本方具有镇痛、抗菌、镇吐、解痉等作用。用藿香正气水灌肠给药, 能明显影响在体小鼠胃肠的输送功能。藿香正气胶囊对酒石酸锑钾的致痛也有对抗作用; 可以显著提高热板法实验中小鼠90分钟痛阈值。另外, 藿香正气水胶囊对金黄色葡萄球菌、痢疾杆菌均有明显的抑制作用。

神圣辟瘟丹《古今医鉴》

【组成】羌活　独活　白芷　香附　大黄　甘松　山奈　赤箭雄黄各等分 (9g)　苍术倍用 (18g)

【用法】上为末, 面糊为丸, 如弹子大, 黄丹为衣, 晒干。正月初一清晨, 焚一炷辟瘟。

【功效】预防瘟疫

【主治】瘟疫流行。

四、治疗案例

案例1: 患者, 男, 26岁, 2006年7月5日初诊。1天前骑自行车, 路途炎热, 后用冷水冲浴, 吹风扇, 晚上即觉头痛、头重, 周身酸痛、恶风, 服解热止痛片2片, 汗出、热稍减, 次日头、手足心有汗, 体温39.6℃, 舌红苔稍黄, 脉浮弱。辨证为风寒袭表, 营卫不和。用桂枝汤：桂枝 9g，芍药 9g，甘草 6g，生姜 9g，大枣 3 枚。水煎顿服，服药后令其避风温覆一时许，使遍身出微汗，1 剂而病愈。[张军瑞，姚福东.桂枝汤化裁治疗感冒体会 ［J］.实用中医药杂志，2009，25（1）：42]

案例 2：患者，女，46 岁，2008 年 3 月 10 日住院。因同事家有事帮忙，饭后出现腹痛，腹胀，恶心呕吐，吐物为胃内容物及黄绿苦水，且不排气排便。查体：体温 37℃，脉搏 86 次/min，呼吸 20 次/min，血压 110/70mmHg，痛苦病容，扶入病房，腹软，上腹部叩诊呈鼓音，下腹部叩呈浊音，肠鸣音亢进。2008 年 3 月 10 日胸腹联透提示：心肺正常，膈下未见游离气体影，腹部见多个大小不等气流平面，呈阶梯状分布，未见阳性结石影。X 线胸部透视未见异常，肠梗阻。西医诊断：不完全性肠梗阻；中医诊断：腹痛（燥热内结，腑气不通）。治疗除补液维持水电解质平衡、禁食、胃肠减压外，拟大承气汤通腑泄热，攻下内结。大黄 10g，芒硝 15g，枳实 10g，厚朴 10g。每日 1 剂，先煎枳实、厚朴，后下大黄。留取 150mL 药液冲化芒硝，从直肠点滴，1 日 1 次，1 剂药后仍不排便排气，但恶心欲吐之症减轻，再进 1 剂，从胃管中注入，约 4~5 小时后排气，排便 5~6 次，腹痛，腹胀减轻，观察 2 日，从口中进食，未吐，腹痛、腹胀消失，病愈。［刘赴蒲.大承气汤临床应用举隅 ［J］.中国民间疗法，2010，18（9）：40]

案例 3：患者，男，36 岁，剑突下及两胁胀满、疼痛不适 3 年余。近 3 个月来加重，并伴有恶心、呕吐、厌食油腻。3 年前患者出现上述症状，数位中西医均按胃炎诊治效果不佳。先后在县医院作钡餐造影、胃镜等检查仍诊为胃炎，服用快胃片、胃炎冲剂等药一度缓解，后又复发。3 年来反复按胃炎诊治，服用多种中西药而效果不佳。刻诊：症如上述，脉弦滑，舌苔黄白微腻。口干、口苦，醒后尤甚，偶尔头眩晕、身有寒热感。近几日咽部痰多，不欲食，大便日行 2 次。据上述症状辨为邪郁少阳，治宜和解少阳。处方如下：柴胡 15g，半夏 10g，陈皮 12g，黄连 6g，黄芩 15g，郁金 10g，党参 15g，焦三仙各 15g，白芍 15g，甘草 6g，姜枣为引，3 剂。水煎，分早晚 2 次温服。二诊：服药 3 剂后诸证大减，自觉全身舒爽，食欲大增。方已对证，原方 5 剂，煎服法如前，服后遂愈，2 年多来多次随访没有复发。［李智. 小柴胡汤在少阳证中的应用浅析［J］. 现代中西医结合杂志，2009，18（7）：774］

案例 4：患者，男，19 岁。打篮球活动后，饮用大量冷饮，第 2 天发热，体温 38.6℃，恶寒，鼻塞流清涕，腹泻 1 日 5~6 次，不成形，恶心呕吐，胃脘胀满，舌淡苔白腻，脉浮缓。考虑为胃肠型感冒。其病机为外感风寒，内伤寒湿。治以解表散寒，芳香化湿之法。处方藿香正气散加减，药用：藿香 10g，苏叶 10g，白芷 10g，陈皮 15g，半夏 10g，白术 10g，桔梗 6g，茯苓 15g，厚朴 10g，大腹皮 10g，防风 10g，葛根 10g，生姜（后下）3 片，炙甘草 6g。水煎取 300mL，早、晚分服。3 天后复诊，体温恢复正常，无恶寒、头痛，偶有干呕，大便 1 日 2~3 次，为软便，纳少，腹胀。前方去防风加神曲 10g，继服 2 剂而愈。［张文来，周正华. 藿香正气散的临床活用验案 3 则［J］. 辽宁中医杂志，2009，36（11）：1980］

妇人经产杂病

一、原文

妇人病　四物良　月信准　体自康　渐早至　药宜凉　渐迟至　重桂姜　错杂至　气血伤　归脾法　主二阳　兼郁结　逍遥长　种子者　即此详　经闭塞　禁地黄　孕三月　六君尝　安胎法　寒热商　难产者　保生方　开交骨　归芎乡　血大下　补血汤　脚小趾　艾火炀　胎衣阻　失笑匡　产后病　生化将　合诸说　俱平常　资顾问　亦勿忘　精而密　长沙室　妊娠篇　丸散七　桂枝汤　列第一　附半姜　功超轶　内十方　皆法律　产后篇　有神术　小柴胡　首特笔　竹叶汤　风痉疾　阳旦汤　功与匹　腹痛条　须详悉　羊肉汤　疗痛谧　痛满烦　求枳实　着脐痛　下瘀吉　痛而烦　里热室　攻凉施　毋固必　杂病门　还熟读　二十方　效俱速　随证详　难悉录　惟温经　带下服　甘麦汤　脏燥服　药到咽　效可卜　道中人　须造福

二、阐释

治疗妇科疾患，四物汤是一首很好的方剂，有养血活血调经的作用。只要妇女月经正常，身体自然健康。如果月经提前到来，原因多由血热引起，应当用凉性药物来治疗，可用四物汤加香附、炙甘草、黄芩、黄连等；倘若月经逐渐错后而至，多是由于血寒所致，应用温性药物来治疗，可用四物汤加香附、炙甘草、干姜、肉桂等；如经期或早或晚，错乱不定，则属于气血两伤，可用四物汤加香附、炙甘草、人参、黄芪、白术等来治疗。归脾汤功能益气养血，健脾安神，主要适用于脾胃运化不良，气血不足，统摄无权而见妇女崩漏。如果月经不调兼有肝气郁结，则应用逍遥散，以舒肝解郁，扶助脾胃。月经正常与否是怀孕生产的前提条件，故欲使妇女怀孕生育，首先要根据上述方法调治各种月经病。如果遇到经闭症，则应禁用地黄之类的滋腻药物。

怀孕在 3 个月以内，常有呕恶不食的情况，称为妊娠恶阻，可服用六君子汤安胎止呕、调和脾胃。安胎应当辨别是寒证还是热证，以便分别治疗。如属热证，当用四物汤去川芎，加黄芩、白术、续断；如属寒证，则用四物汤去川芎加白术、杜仲、阿胶、艾叶。若孕妇难产，可以内服保生无忧散。若遇交骨（耻骨联合部）不开，宜内服加味芎归汤。如出血过多，则宜服用当归补血汤。如属横产，胎儿手足先出，可用艾火灸产妇小脚趾尖。如果产后胎衣不下，可服用失笑散。一般产后的疾病，可用生化汤调治。以上各种说法，都是平时习用的方法，可供临床应用时参考使用，是不应忘记的。

《金匮要略》最后 3 篇为妇人专篇（包括妊娠病、产后病、杂病），义精而法密。妇人篇中共有十首方剂，其中丸散剂的方剂就有 7 个，充分反映了妊娠病以安胎为要，不宜使用急骤之剂。妊娠篇中的方剂，桂枝汤列为第一方，此方外证可以解肌调和营卫，内证可化气调和阴阳。附子、半夏、干姜等温性药物，妊娠时若使用得当，可收到非同一般的效果。妊娠篇内所列的 10 首方剂，处方用药严谨，皆可作为治疗妊娠病的准绳。产后篇，对于产后诸病提供了很多有效的治疗方法。首列小柴胡汤，治产后郁冒，脉微弱，呕不能食，但头汗出，大便难等症。用竹叶汤治疗产后血虚筋脉失养，汗多复感风邪的痉病。而阳旦汤则是治疗产后中风偏寒的方剂，与前方一样都可收到很好的疗效。对于《金匮要略》中关于腹痛的条文，必须详细研究。当归生姜羊肉汤，能治疗产后腹中痛。若腹痛烦满不能安卧，方用枳实芍药散；如果腹痛有瘀血，固定在肚脐以下，可用下瘀血汤；如遇产后小腹痛，发热，大便不通，烦躁说胡话，这是由于里有实热阻塞，可用攻下法和清热法来治疗，切不可固执地一味用补益气血的药物来治疗。《金匮要略》中的妇人杂病脉证并治篇，也是应该熟读的。篇中所列的 20 首方剂，疗效肯定、作用迅速。这些方剂在原书中都详细说明了它们的适应证，这里不再列举。此篇记载温经汤，可以治疗一切妇女月经病。还有甘麦大枣汤，是专门治疗妇女脏躁症的方剂，只要按照治法遣药组方，疗效是可以预料的。希望医生们能努力地钻研和掌握这些经验，以造福人类。

三、概说

妇人病主要分为月经病、带下病、妊娠病、产后病及妇科杂病等。月经病是指月经的周期、经期、经量、经色、经质的异常，或伴随月经周期，或于经断前后出现明显症状为特征的疾病。带下病指带下的量明显增多，色、质、气味异常，或伴有全身及局部症状的疾病。妊娠病主要是因妊娠期间，血聚养胎，故易出现气血不足，或因妊娠时肝脾失调、阴阳失和等而出现的各种病证。产妇在新产后及产褥期内所发生的与分娩或产褥有关的疾病，称为产后病，《金匮要略》提出妇女产后易发生痉、郁冒、大便难三种疾病。凡不属经、带、胎、产疾病范围，又是妇女所特有的疾病者，则属妇科杂病的范畴。

四、常用方剂

四物汤《仙授理伤续断秘方》

【组成】白芍　当归　熟地黄　川芎各等份（各 9g）

【用法】每服三钱（9g），水一盏半，煎至七分，空心热服（现代用法：水煎服）。

【功效】补血和血。

【主治】营血虚滞证。心悸失眠，头晕目眩，面色无华，形瘦乏力，妇人月经不调，量少或经闭不行，脐腹作痛，舌淡，脉细弦或细涩。

【临床应用】兼气虚者，加人参、黄芪等以补气生血；瘀滞重者，白芍易为赤芍，并加桃仁、红花，以加强活血祛瘀之力；血虚有寒者，加肉桂、炮姜、吴茱萸等以温通血脉；血虚有热者，加黄芩、丹皮，熟地易为生地，以清热凉血；妊娠胎漏者，加阿胶、艾叶等以止血安胎。

【用药禁忌】方中熟地滋腻，当归滑润，故湿盛中满，大便溏泄者忌用。

【药理研究】四物汤能显著促进正常大鼠造血功能，用集落刺激因子刺激骨髓细胞增殖实验证实，四物汤服后能够增强造血细胞的功能，升高血虚大鼠外周血中集落刺激因子的含量。四物汤具有明显的抑制体外血栓形成的作用，能够改善血液的高黏状态。

归脾汤 《严氏济生方》

【组成】炙黄芪三钱 (9g)　人参　白术蒸　枣仁炒黑　当归身　龙眼肉　茯神各二钱 (6g)　木香五分 (1.5g)　炙甘草一钱 (3g)　远志五分，去心 (1.5g)

【用法】水3杯，煎八分，温服 (现代用法：加生姜、大枣，水煎服)。

【功效】益气补血，健脾养心。

【主治】1. 心脾气血两虚证。心悸怔忡，健忘失眠，盗汗虚热，体倦食少，面色萎黄，舌淡，苔薄白，脉细弱。

2. 脾不统血证。便血，皮下紫癜，妇女崩漏，月经超前，量多色淡，或淋漓不止，舌淡，脉细弱。

【临床应用】临床应用本方时，可去木香，加白芍一钱五分；若咳嗽，加麦冬二钱，五味子七分；若郁气，加贝母二钱；若脾虚发热，加丹皮、栀子。

【用药禁忌】出血属于阴虚血热者，应慎用。

【药理研究】归脾汤对以贫血大鼠制作脾虚证动物模型体重、摄食、全身状况均有改善作用；对失血性贫血小鼠，能明显提高血红蛋白含量。归脾汤能改善或恢复东莨菪碱所致记忆障碍。本方还可抑制小鼠脑、肝中过氧化脂质的生成，并对脑内脂褐素生成也有显著抑制作用，能提高动物体内防御自由基酶系的活性。

逍遥散 《太平惠民和剂局方》

【组成】柴胡去苗　当归去苗, 锉, 微炒　茯苓去皮, 白者　白芍　白术各一两 (30g)　甘草微炙赤, 半两 (15g)

【用法】上为粗末，每服二钱 (6g)，水一大盏，烧生姜一块切破，薄荷少许，同煎至七分，去渣热服，不拘时候（现代用法：共为散，每服 6~9g，加煨姜、薄荷少许，共煎汤，温服，日 3 次。亦可作汤剂，水煎服，用量按原方比例酌情增减。亦可用丸剂，每服 6~9g，日服 2 次）。

【功效】疏肝解郁，养血健脾。

【主治】肝郁血虚脾弱证。两胁作痛，头痛目眩，口燥咽干，神疲食少，或往来寒热，或月经不调，乳房胀痛，舌淡，脉弦而虚者。

【临床应用】若肝郁气滞较重，加香附、川芎以疏肝解郁；肝郁化火者，加丹皮、栀子以清热泻火；肝血瘀滞者，加丹参、桃仁活血祛瘀；胁下癥结，加鳖甲、牡蛎软坚散结；脾虚甚者，加党参；脾胃气滞者，加陈皮、枳壳；血虚甚者，加何首乌、生地以养血。

【用药禁忌】阴虚阳亢者慎用。

【药理研究】本方有类似雌激素样作用，可使动物子宫重量明显增加。摘除卵巢后的小鼠，通过对阴道角化细胞的观察证明，此时本方的雌激素活性消失，而己烯雌酚仍能使小鼠阴道上皮出现角化细胞。结果表明，本方具有温和的雌激素样活性，此作用是通过卵巢而实现的。

当归散 《金匮要略》

【组成】当归　黄芩　芍药　川芎各一斤 (各50g)　白术半斤 (25g)

【用法】共研末，酒服方寸匕，今用一钱，日再服（现代用法：上药杵为散。每服 6 克，温酒送下，每日 2 次）。

【功效】养血健脾，清热安胎。

【主治】孕妇血少有热，胎动不安。素有堕胎之患，月经不调，腰腹疼痛。

【临床应用】如患者虽无明显血虚及虚热，服本方亦有益无害。并可本方中酌加菟丝子、续断、桑寄生等。

【用药禁忌】方中川芎量不宜过大，每剂以 5g 左右为佳。

白术散 《金匮要略》

【组成】白术　川芎　蜀椒三分去汗 (9g)　牡蛎 (3g)

【用法】四味，杵为散，酒服一钱匕，日三服，夜一服（现代用法：上药杵为散。每服 6 克，温酒送下，每日 2 次）。

【功效】健脾养胎，温中祛寒。

【主治】脾虚寒湿所致胎动不安。妊娠脾虚，寒湿中阻，脘腹时痛，呕吐清涎，不思饮食，胎动不安，胎萎不长。

【临床应用】若腹痛，加芍药；心下毒痛，倍加川芎；心烦呕吐，痛不能食饮，加细辛、半夏，服后更以醋浆水服之。

【用药禁忌】忌桃、李、雀肉等。

【药理研究】方中牡蛎含有丰富的钙质，是人体构成骨骼和牙齿的主要成分，而孕妇的需钙量远较普通人高，牡蛎正是起到了这种作用；方中白术含有的维生素 AD，能促进无机盐中磷和钙的代谢，维生素 D 还能促进钙的吸收，并能减少二便中的排泄。

保生无忧散 《增补内经拾遗方论》

【组成】菟丝饼一钱五分 (5g)　当归酒洗，一钱五分 (5g)　川芎二钱三分 (5g)　白芍一钱二分 (4g)，冬月只用一钱　甘草五分 (1.5g)　荆芥穗八分 (2.5g)　炙黄芪八分 (2.5g)　厚朴姜汁炒，七分 (2g)　枳壳六分 (2g)　艾叶五分 (1.5g)　贝母一钱五分，去心 (5g)　羌活五分 (1.5g)

【用法】上药依方修合，另将川贝为细末，候药煎好，冲入同服。服 8 剂，或间日一服（现代用法：水煎温服。保胎，每月 3~5 服；临产热服，催生）。

【功效】益气养血，理气安胎，顺产。

【主治】妊娠胎动。腰疼腹痛，势欲小产，或临产时，交骨不开，横生逆下，或子死腹中。

【临床应用】若胎位不正，用本方加减。当归、川芎各 4.5g，生黄芪、荆芥穗各 2.4g，白芍 3.6g，厚朴 2.1g，羌活 1.5g，菟丝子、川贝母各 3g，枳壳 1.8g，艾叶 2.1g，甘草 1.5g，生姜 3 片。虚甚加人参。

【用药禁忌】气血虚甚者，当慎用之。

加味归芎汤《太平惠民和剂局方》

【组成】川芎三钱 (9g)　　当归身五钱 (15g)　　龟板生研, 三钱 (9g)　妇人生过男女顶门发烧如鸡子大 (3g)

【用法】水 3 杯，煎八分服（现代用法：水煎服）。

【功效】补气养血，扩张交骨。

【主治】妊娠伤胎。腹痛难产，包衣不下。

【临床应用】若为产后血虚受寒，瘀血内阻或胞衣残留之恶露不绝，症见恶露淋漓涩滞不畅，量少，色紫暗黑有块，小腹疼痛拒按，可加益母草、炒蒲黄以祛瘀止血；如瘀久化热，恶露臭秽者，加蚤休、蒲公英以清解郁热。

【用药禁忌】若产后血热而有瘀血者，则非本方所宜。

当归补血汤《内外伤辨惑论》

【组成】黄芪一两 (30g)　　当归酒洗, 二钱 (6g)

【用法】上㕮咀。以水 2 盏，煎至 1 盏，去滓，空腹时温服（现代用法：水煎服）。

【功效】补气生血。

【主治】虚发热证。肌热面赤，烦渴欲饮，舌淡，脉洪大而虚，重按无力。亦治人经期、产后血虚发热头痛，或疮疡溃后，久不愈合者。

【临床应用】若血虚津亏，口干舌燥者，可加人参、麦冬、生地以益气生津；阳浮较甚，肌热脉数者，加白薇、银柴胡等以增清虚热之力；血虚证而无阳浮发热之象者，黄芪之量宜减，酌加熟地、白芍以增养血之力，或合四物汤同用；用于气不摄血之出血证，可加仙鹤草、血余炭等以加强止血之力。

【用药禁忌】阴虚发热者禁用。

【药理研究】当归补血汤使失血性贫血和乙酰苯肼所致溶血性贫血的红细胞的血红蛋白增加，对环磷酰胺所致的小鼠白细胞和血小板减少有促进和恢复作用，增加网织红细胞和骨髓有核细胞数。此外，该方既有抑制外源性诱聚剂 ADP 的诱聚作用，也能抑制血小板自身释放的功能。

失笑散 《太平惠民和剂局方》

【组成】五灵脂醋炒 蒲黄各一两 (30g)

【用法】先用酽醋一合，熬药成膏，以水一小盏，煎至七分，热呷（现代用法：共为末，每服 6~9g，用醋冲服；亦可每日取 8~12克，用纱布包煎，作汤剂服）。

【功效】活血祛瘀，散结止痛。

【主治】瘀血停滞证。心胸或脘腹刺痛，或产后恶露不行，或月经不调，少腹急痛等。

【临床应用】若气滞较甚者，可合金铃子散以活血行气止痛；兼寒者，可加炮姜、小茴香以温经散寒；兼血虚之月经不调，可与四物汤同用，以活血祛瘀，养血调经。

【用药禁忌】孕妇忌用。五灵脂易败胃，脾胃虚弱者慎用。

【药理研究】五灵脂、蒲黄均能扩张血管，降低血管阻力，增加血流量，五灵脂又可缓解平滑肌痉挛，故可改善血液循环，同时，蒲黄煎剂又能促进血凝，缩短出血与凝血时间，表明本方既活血又止血。

生化汤 《傅青主女科》

【组成】当归八钱 (24g) 川芎三钱 (9g) 桃仁去皮尖，研，十四粒 (6g) 炮姜五分 (2g) 炙甘草五分 (2g)

【用法】黄酒、童便各半煎服（现代用法：水煎服，或酌加黄酒同煎）。

【功效】养血祛瘀，温经止痛。

【主治】产后瘀血腹痛。恶露不行，小腹冷痛，舌淡，苔白滑，脉细而涩。

【临床应用】若小腹冷痛寒甚者，可加肉桂、吴茱萸以温经散寒；若产时失血量多，面色无华，脉细明显者，可加大枣益气养血；若兼乳房胀痛气滞，可加香附疏肝理气；若兼乳汁不下，可加王不留行以通经下乳。

【用药禁忌】本方虽为产后之要方，但全方药性偏温，产后腹痛属瘀热证者不宜使用。

【药理研究】生化汤可对抗雌激素引起的子宫充血，增生肥厚，使子宫重量明显减轻和显著抑制腹腔注射醋酸引起的扭体反应，具有一定的镇痛作用。

当归生姜羊肉汤 《金匮要略》

【组成】当归七钱五分 (22.5g)　　生姜一两二钱五分 (37.5g)　　羊肉四两，去筋膜，用药戥秤方准 (120g)

【用法】水 5 杯，煎取 2 杯，温服 1 杯，1 日 2 服（现代用法：水煎温服）。

【功效】温肝养血，散寒止痛。

【主治】产后血虚寒客证。腹痛剧烈，甚则牵引胸胁，遇寒则攻冲作痛，面色不华，肌肤不荣，头晕目眩，舌淡，苔白，脉细弱。

【临床应用】若寒甚腹部冷痛者，加生姜以温中散寒；痛多而呕者，加橘皮、半夏以理气降逆；若血虚重，面色无华，脉细明显，可加大枣益气养血。

【用药禁忌】血虚寒疝及产后血虚寒凝重证，不宜使用本方。

【药理研究】本方对子宫具有"双向性"调节作用。其挥发性成分对子宫呈抑制作用，使子宫节律性收缩减少，非挥发性成分对子宫有兴奋作用，使子宫收缩加强。本方还具有抗炎、镇痛、抗贫血、抗维生素 E 缺乏等作用。

竹叶汤 《金匮要略》

【组成】竹叶一把 (10g)　　葛根三两 (9g)　　防风　桔梗　桂枝　人参　甘草各一两 (各3g)　　附子炮，一枚 (9g)　　大枣十五枚 (5枚)　　生姜

五两 (15g)

【用法】水 3 杯，煎八分，温服，盖被使汗出，日夜作 3 服（现代用法：水煎温服）。

【功效】疏风清热，益气扶阳。

【主治】产后中风兼阳虚证。发热恶寒，头身疼痛，无汗而喘，面赤，舌质淡红，苔白薄，脉浮而无力。

【临床应用】颈项强，用大附子 1 枚（破之如豆大）；呕者，加半夏半升。

【用药禁忌】产后中风兼阴虚者，不宜使用此方。

甘麦大枣汤 《金匮要略》

【组成】甘草三两 (9g)　　小麦一斤 (30g)　　大枣十枚 (10 枚)

【用法】上 3 味，以水 6 升，煮取 3 升，温分 3 服（现代用法：水煎温服）。

【功效】养心安神，和中缓急。

【主治】脏躁。精神恍惚，喜悲伤欲哭，不能自主，心中烦乱，睡眠不安，甚则言失常，哈欠频作，舌红少苔，脉细数。

【临床应用】若心烦失眠，舌红少苔等心阴虚较甚者，可加百合、柏子仁养心安神；睡眠不安，脉细弦属肝血虚甚者，可加酸枣仁、当归、白芍以养血安神。

【用药禁忌】阴虚火旺的失眠不宜单独使用。

【药理研究】实验证明，甘麦大枣汤对大鼠无诱发哈欠作用，但对药物诱发哈欠行为有明显抑制作用，并且这种与通过多巴胺、胆碱能神经抑制及中枢性肾上腺素能神经的间接性的抑制有关。

四、治疗案例

案例 1：患者，女，50 岁，2007 年 6 月 17 日初诊。自诉阴道出血 50 天未净，继往月经正常。末次月经 2007 年 3 月 5 日，停经 40 天后于 2007 年 4 月 15 日阴道出血 50 余天未净，经量时多时少，持续不断，经色暗红或淡红。曾经西医治疗予抗生素及止血药对症治疗无效。刻诊：阴道出血，量多色暗红，小腹隐痛，二便可，舌淡苔薄白，脉沉细。妇科及 B 超检查未见明显异常。诊断：崩漏，证属脾肾两虚，冲任失和，治以健脾益气摄血，补肾固冲止血，予归脾汤加减，党参、黄芪各30g，白术、当归、茯苓、远志、龙眼肉、蒲黄各12g，炒枣仁、川断、杜仲、鹿角霜各15g，仙鹤草30g，木香、炙甘草6g，生姜3片，大枣3枚，日1剂，水煎服，7剂。7天后阴道出血停止，效不更方，原方加熟地15g，枸杞子10g，继服7剂后诸证消失，随访1年，未复发，该患者闭经。［王全来.归脾汤治疗崩漏60例［J］.工企医刊，2010，23（4）：50］

案例2：患者，女，22岁，2003年7月初诊。主诉：近年来每月经前下腹及腰骶部剧烈疼痛，至月经来潮次日即缓。特别是近半年来因情感问题，痛经加重，并伴有手足冰冷，或呕吐，甚为痛苦。每潮如此，曾服用益母草膏、当归养血膏、去痛片等少效。2003年9月25日，又随母来医院门诊就诊，诊见：面呈痛苦面容，手足不温，下腹疼痛拒按。询问其经血紫暗，挟有血块，泛恶欲吐，舌质正常，脉稍弦紧。此属肝气郁结、气滞血瘀之痛经。采用疏肝理气、行瘀止痛之法，药用：柴胡10g，赤芍12g，甘草6g，薄荷6g（后下），香附15g，延胡索12g，乌药12g，益母草20g，川牛膝12g，泽兰12g，白术12g，3剂悉安。嘱每月经前5~7天提前服药，上药连调半年而康。［李五香，余永鑫.逍遥散临床运用举隅［J］.湖北中医杂志，2010，32（2）：63］

案例3：患者，女，25岁，孕产1名胎儿。主要症状：产后45天，仍少腹冷痛、拒按，阴道时有少量暗紫色液体排出，有时有血块，食欲尚可，二便自调。舌质暗紫苔薄白，脉细涩。B超示：子宫正常略大，双附件（-）。中医辨证：产后气虚，寒凝血瘀。处方：生化汤加党参15g，益母草15g，每日1剂。服用3剂后，阴道流出许多血块，腹痛减轻。又在前方中加黄芪20g，再服用3剂，血净，腹痛止。［赵秋玲.应用生化汤的点滴体会［J］.世界中医药，2009，14（6）：352］

小 儿

一、原文

小儿病 多伤寒 稚阳体 邪易干 凡发热 太阳观 热未已

变多端　太阳外　仔细看　遵法治　危而安　若吐泻　求太阴
吐泻甚　变风淫　慢脾说　即此寻　阴阳证　二太擒　千古秘　理
蕴深　即痘疹　此传心　谁同志　度金针

二、阐释

小儿疾病多为伤寒病，因小儿年幼，阳气尚未充盛，故易于遭受寒邪的侵袭。

凡病开始见到发热恶寒的症状，即可按太阳病治疗，宜用桂枝汤。假如发热持续不退，就要发生严重的变化，如有颈项强急、口噤不开、角弓反张的现象，中医谓之痉病，无汗的用桂枝加葛根汤，有汗的用桂枝加瓜蒌根汤，这是太阳病兼阳明病的治疗方法。如有寒热往来而且多呕的现象，这是太阳病兼少阳病，治疗用桂枝汤合大柴胡汤或小柴胡汤，这是太阳病兼少阳病的治疗方法。如果病情发展已超出太阳病范围，就要仔细地辨别证候。只要按照《伤寒论》六经辨证进行辨证施治，即使是再严重的疾病，也是可以转危为安。倘若出现吐泻、腹痛、口不渴的症状，就应该按照太阴病来治疗，以人参汤为主。

如果吐泻后冷汗不止，手足厥逆，可于方中加附子，或用通脉四逆汤、白通汤为辅佐，这是太阴病兼少阴病的治法。又如吐泻手足厥冷、烦躁欲死、不吐食而吐涎沫，服用人参汤没有效果时，可再用吴茱萸汤为辅佐，这是太阴病兼厥阴病的治法。如太阴病腹痛时作时止，用桂枝加芍药汤；少阴病咳而呕，口渴心烦不得眠，用猪苓汤，或心中烦，不得卧，当用黄连阿胶鸡子黄汤；厥阴病消渴，气上冲，吐蛔，下利，当用乌梅丸，口渴喜饮水，当用白头翁汤。又有吐泻不止，引起四肢抽搐的"慢脾风"，其发病机制也是由太阴病所引起，治疗也应该按太阴病来辨治。

凡小儿科疾病，属于三阳证者，应该从太阳经着手治疗；属于三阴证者，应该从太阴经着手治疗。这种治疗经验，是从长期的临床实践中而来，理论精深。即使是对于儿科的痘疹病，也可按上述方法进行辨治。希望从事医道的同道能够把这些精深的理论传以后人。